全彩圖解

スーパー図解
認知症・アルツハイマー病

失智症保健事典

| 預防、診治新知＆照護正確知識 | 修訂版 ・NEW・

監修
東京都健康長壽醫療中心主任
井藤英喜

東京都健康長壽醫療中心研究所
自立促進及照護預防研究小組組長
粟田主一

台大醫院神經部主任
前台灣失智症協會理事長
邱銘章 ◎審定

蕭雲菁 ◎譯

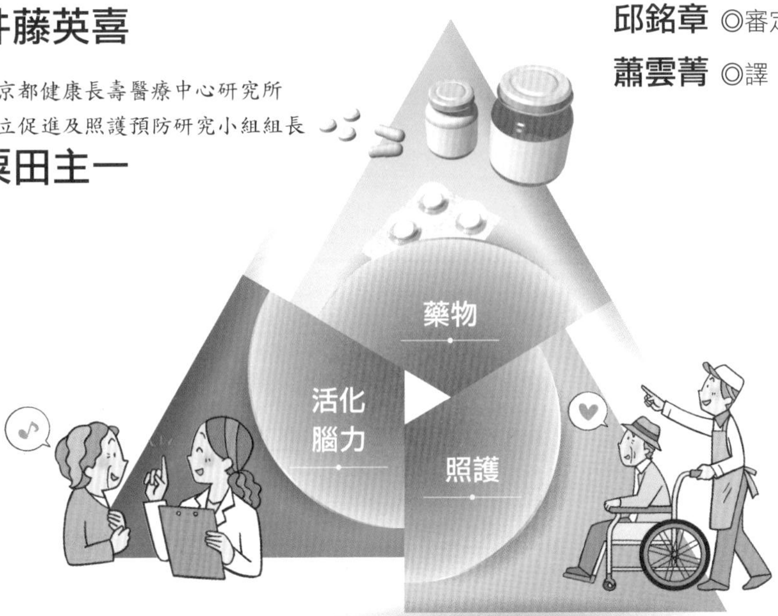

U0029925

【前言】

別放棄對失智症的預防、治療和適當的照護

日本自二次世界大戰後，不僅社會逐漸富裕，醫學日益進步，國民的平均壽命一直在增加，目前仍穩坐全球最長壽國家的寶位。身為先進國家，這當然是值得驕傲的事，但另一方面，高齡化社會卻逐漸引爆各種問題，其中一大問題，就是伴隨人口的老化，失智症病患愈來愈多，也帶來照護的問題。

根據日本厚生勞働省高齡者照護研究會的推估，到二〇一五年時日本的失智症老人人口，將超過三百萬人，其中半數以上，都住在家裡。

罹患失智症的老人，常常會出現一般人無法理解的言行舉止，因為罹患失智症時，病患本身會腦筋一片混亂，連帶周遭的人也跟著被耍得團團轉，最後結果往往是病患及周遭的人，全被捲入混亂的漩渦中，也因此讓許多家庭，很難在家裡自行照顧病患。

要避免發生這種情形，最重要的就是先理解失智症這種疾病。以往被認為無藥可醫的失智症，由於醫學的進步，治療方法愈來愈先進，今日即使還無法根治失智症，但至少已經能早期發現這種疾病，而只要能好好治療，並採取適當的應對方式，就能有效遏止症狀惡化，

甚至減輕症狀。尤其是學習正確的照護方式更形重要，因為只要能理解失智症老人的心情，再來照護老人，效果往往更勝藥物。

不僅如此，近年來更以預防的觀點，致力研究失智症，也已經逐漸發現，失智症與生活方式及其他因生活習慣導致的疾病之間的因果關係。一般來說，只要上了年紀，每個人都有可能罹患失智症，但若能實踐減少危險因子的生活方式，還是有機會可以預防。

本書除了解說有關失智症這種疾病的實際狀況外，也會解說預防的知識，以及最新的治療法，當然還有照護的訣竅，以幫助病患安心度過日常生活。為減輕照護時的負擔，更為了預防自己罹患失智症，家裡有失智症老人的人，以及開始在意自己健忘情形的人，請務必參考本書，以進一步了解失智症，這也是本書最大的執筆目的。

二〇一〇年一月

地方獨立行政法人
東京都健康長壽醫療中心　主任
井藤英喜

目次

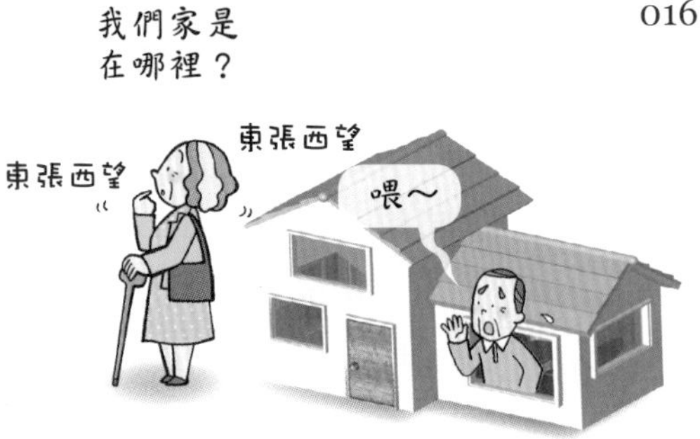

失智症要如何預防？ 028

生活習慣病之外應注意的事 038

在日常生活裡鍛鍊腦力！ 050

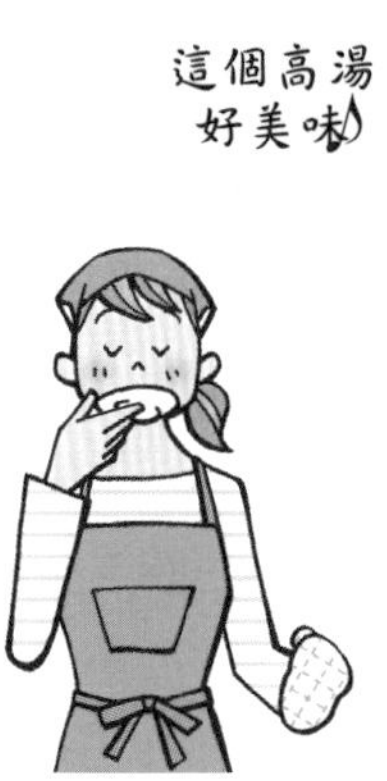

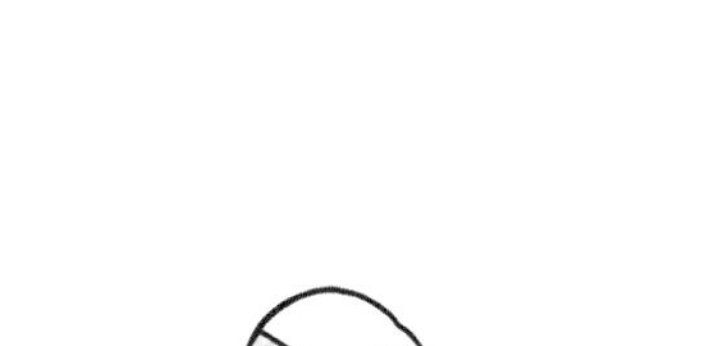

第2章 正確理解失智症

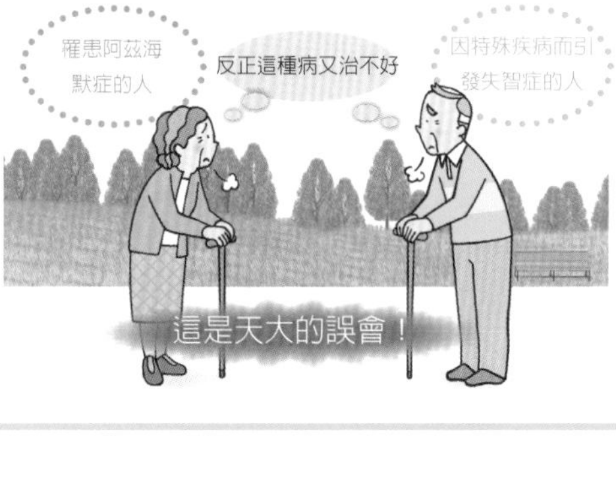

罹患阿茲海默症的人
反正這種病又治不好
因特殊疾病而引發失智症的人
這是天大的誤會！

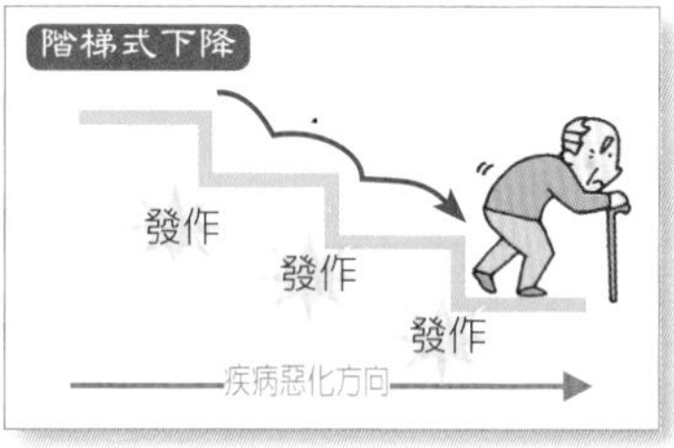
階梯式下降
發作
發作
發作
疾病惡化方向

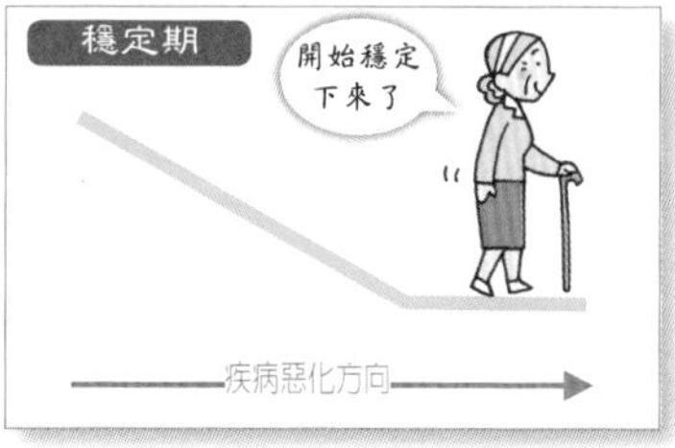
穩定期
開始穩定下來了
疾病惡化方向

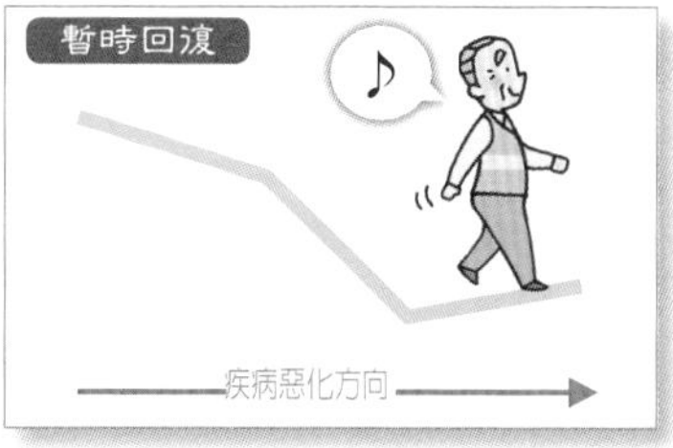
暫時回復
♪
疾病惡化方向

第3章
失智症的最新治療方式

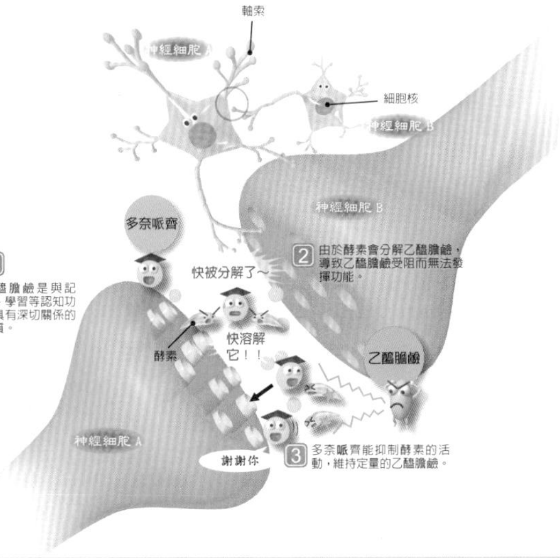

軸索
神經細胞A
細胞核
神經細胞B
神經細胞B
多奈哌齊
1 乙醯膽鹼是與記憶、學習等認知功能具有深切關係的物質。
快被分解了～
2 由於酵素會分解乙醯膽鹼，導致乙醯膽鹼受阻而無法發揮功能。
酵素
快溶解它！！
乙醯膽鹼
神經細胞A
謝謝你
3 多奈哌齊能抑制酵素的活動，維持定量的乙醯膽鹼。

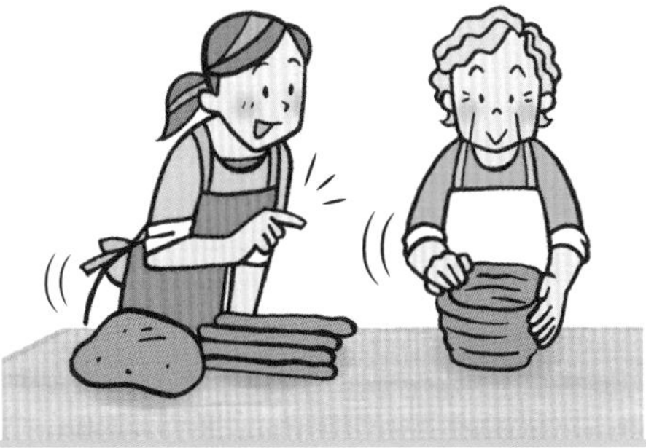

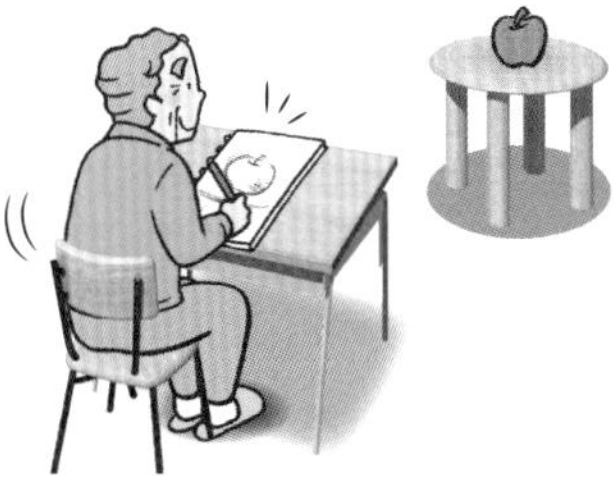

第4章
與失智症家人共同安心生活

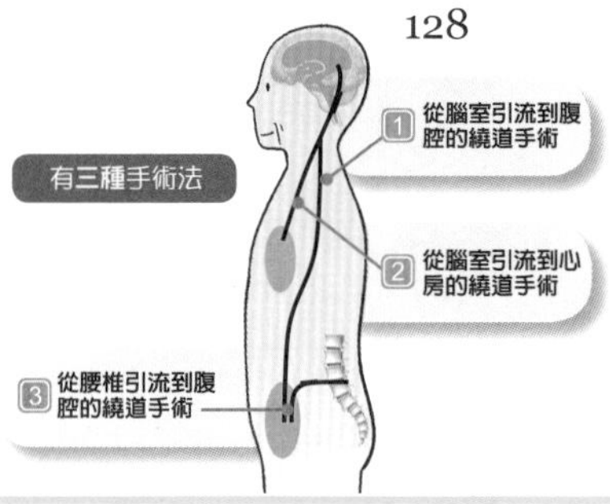
有三種手術法
1 從腦室引流到腹腔的繞道手術
2 從腦室引流到心房的繞道手術
3 從腰椎引流到腹腔的繞道手術

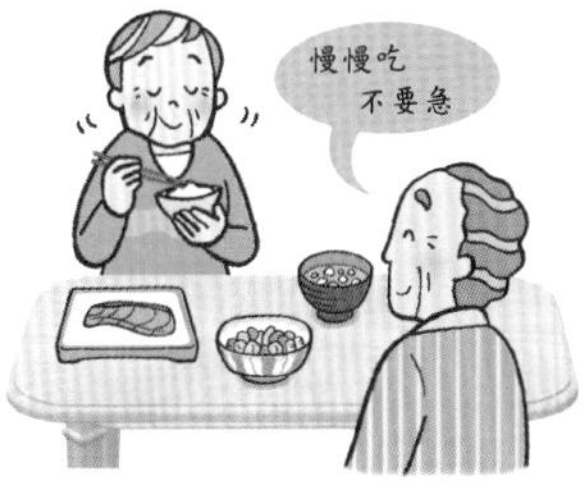

慢慢吃 不要急

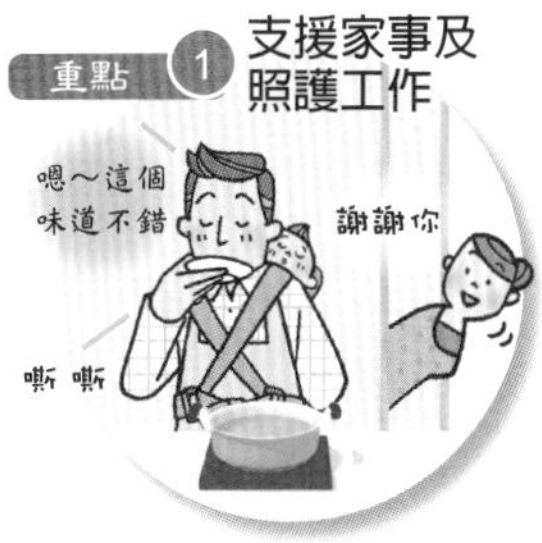

重點 1 支援家事及照護工作
嗯～這個味道不錯
謝謝你
嘶 嘶

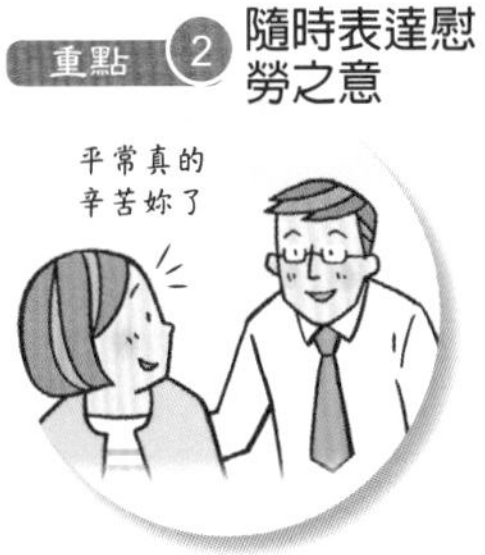

重點 2 隨時表達慰勞之意
平常真的辛苦妳了

協助入浴 158

協助其他日常生活事項 162

病患令人困擾的言行舉止應對訣竅 164

1 將浴缸轉位板放在浴缸前後其中一端，接著由照護者站在病患有麻痺情形的那一側，幫忙扶助病患身體，協助病患坐在浴缸轉位板上。

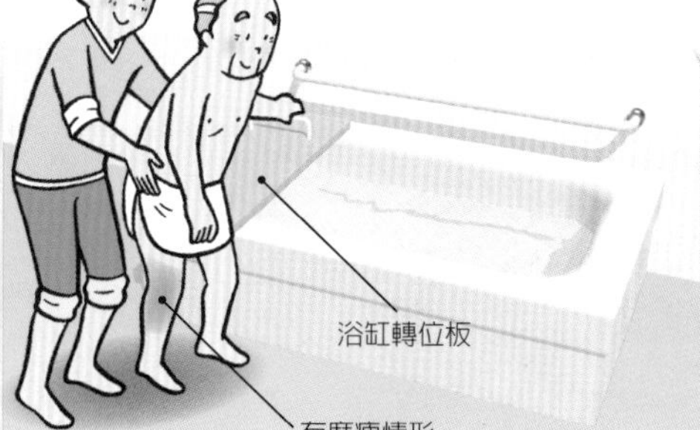

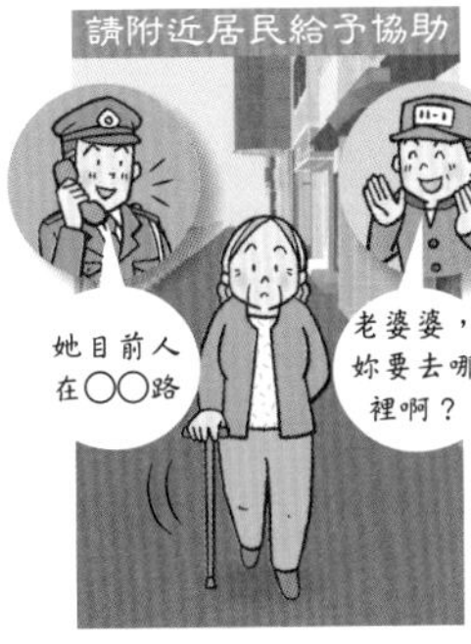
請附近居民給予協助
老婆婆，妳要去哪裡啊？
她目前人在〇〇路

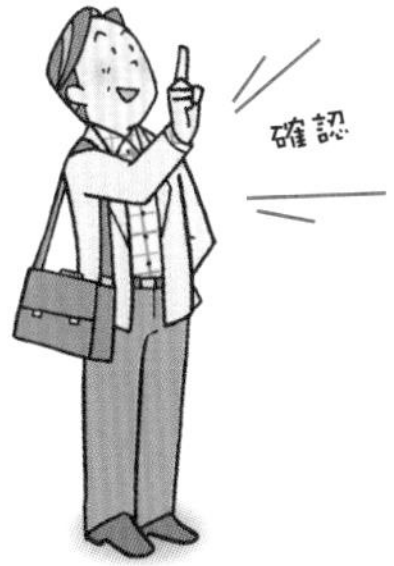
確認

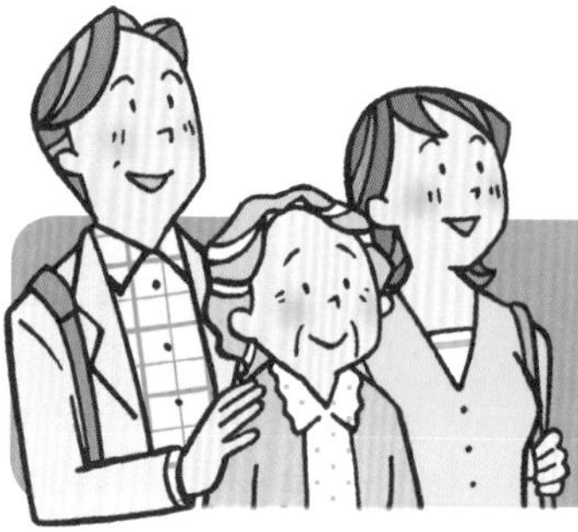

即使從居家照護變成入院照護，只要受支援的失智症病患與家人，都能活得更有活力，彼此就能過得更安心、更幸福。

第1章

The first chapter

失智症應先下手爲強

徵兆確認及預防方法

人一到了中高年，只要健忘情形開始增加，心裡難免會閃過一股對失智症的不安。究竟老化所帶來的健忘情形，與失智症所造成的記憶障礙，有什麼差別？為解除中老年讀者內心的不安，在此將解說應該如何生活，才能避免罹患失智症。

健忘情形愈來愈嚴重是因為年紀大了？還是罹患了失智症？

想不起來昨天早餐吃了什麼、想不起來熟人的名字……這種小小的健忘情形，是每個人都有可能發生的，只是若隨著年齡的增加，健忘情形愈來愈頻繁時，就會讓很多人感到不安，懷疑自己「會不會開始癡呆了」。

人只要上了年紀，各種身體功能就會開始退化，儘管存在個人之間的差異，但基本上動作都會愈來愈遲鈍，也會變得頻尿，白頭髮和皺紋也會開始增加……這些變化都是生理上的老化現象，而這種生理老化現象，就連大腦也無可倖免。

人腦裡約有一百四十億個腦神經細胞，通常只要過了20歲，一天就會減少約10萬個細胞，而腦神經細胞本身的功能，也會隨著年齡的增加而退化。這種腦神經細胞減少與功能退化的情形，就是生理老化現象，不但會帶來「健忘」，也會帶來「記不住新的事物」「瞬間判斷力變差」「變得頑固」等症狀。

另一方面，外傷或腦中風等意外，有時也會導致腦神經細胞突然遭受劇烈破壞，使得功能明顯低下。這種情形不同於生理老化現象，被稱為「次發性老化」，會引發思考及判斷、對話等認知功能的障礙——也就是「失智症」，而這種失智症的典型症狀，就是記憶障礙。由此可見，失智症所造成的記憶障礙，與生理老化所帶來的健忘，是完全不同的情形。

「生理老化所帶來的健忘」與「失智症所造成的健忘」存在這種差異！

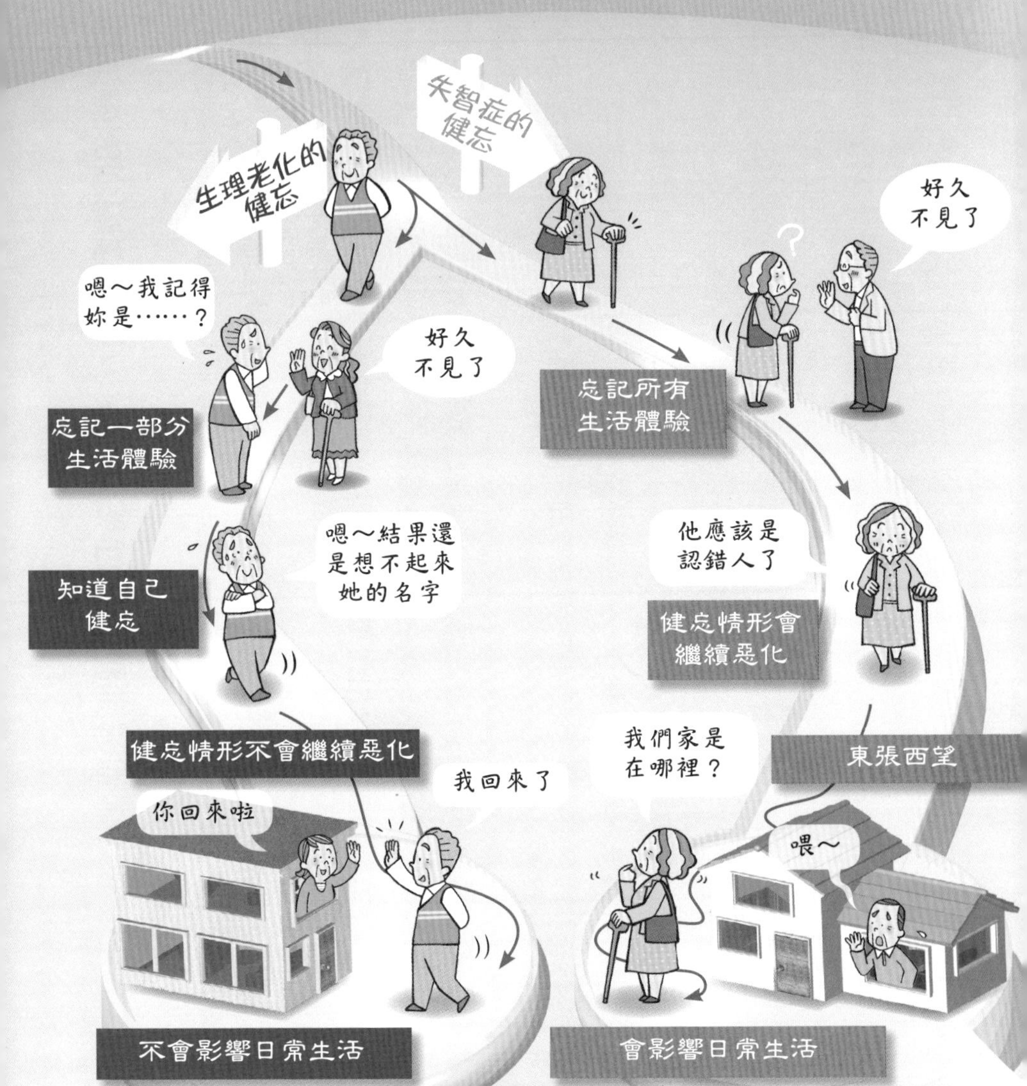

雖然想不起熟人的名字，但完全認得對方——最大特徵就是會忘記一部分生活體驗，而且明白自己有健忘情形。

完全忘記熟人的名字與存在——最大特徵就是忘記所有生活體驗，而且對自己的健忘毫無所覺。

最近是否有這種情形？——在家自行確認危險訊號

失智症並不會突然在某一天裡出現，而是早在幾年或幾十年前開始，腦裡就已經慢慢產生變化，若想預防失智症，或極力減緩失智症的惡化，就必須掌握這些變化，因為及早發現才是最重要的預防對策。

如前頁所說明的，「生理老化所帶來的健忘」與「失智症所造成的健忘」，明顯是不同的情形，但在失智症初期的階段裡，由於其他認知功能還很正常，所以通常就算出現記憶模糊的情形，大多數人也往往會為自己找到合理的解釋，而家人或周遭的人，如果也完全沒有懷疑這是失智症前兆的話，就很容易接受這個合理的解釋。

不僅如此，在失智症初期的階段裡，由於病患都還保有這一生所獲得的溝通能力、社交能力、自尊心，因此即使能將自己忘記的事，坦率地問家人「剛剛那件事是什麼來著？」或已經忘記才剛吃過飯，而不斷問家人「飯還沒好嗎？」但站在外人面前，卻能若無其事般，依舊順利地和對方展開交談。許多家人往往就是因為看到這一幕，而安心地以為「還好嘛，原來沒什麼大問題」。

看到這一段說明，或許大家會失望地認為「這麼說根本就很難及早發現啊」，但其實失智症的症狀呈現方式，有幾個明顯的特徵。

在此蒐集了各種生活裡會出現的危險訊號，若覺得有符合的內容，最好找專業醫師檢查一下。

日常生活裡常見的失智症危險訊號

只要出現下列 8 種情形中的任何 3 種，就應找專業醫師諮詢看看。

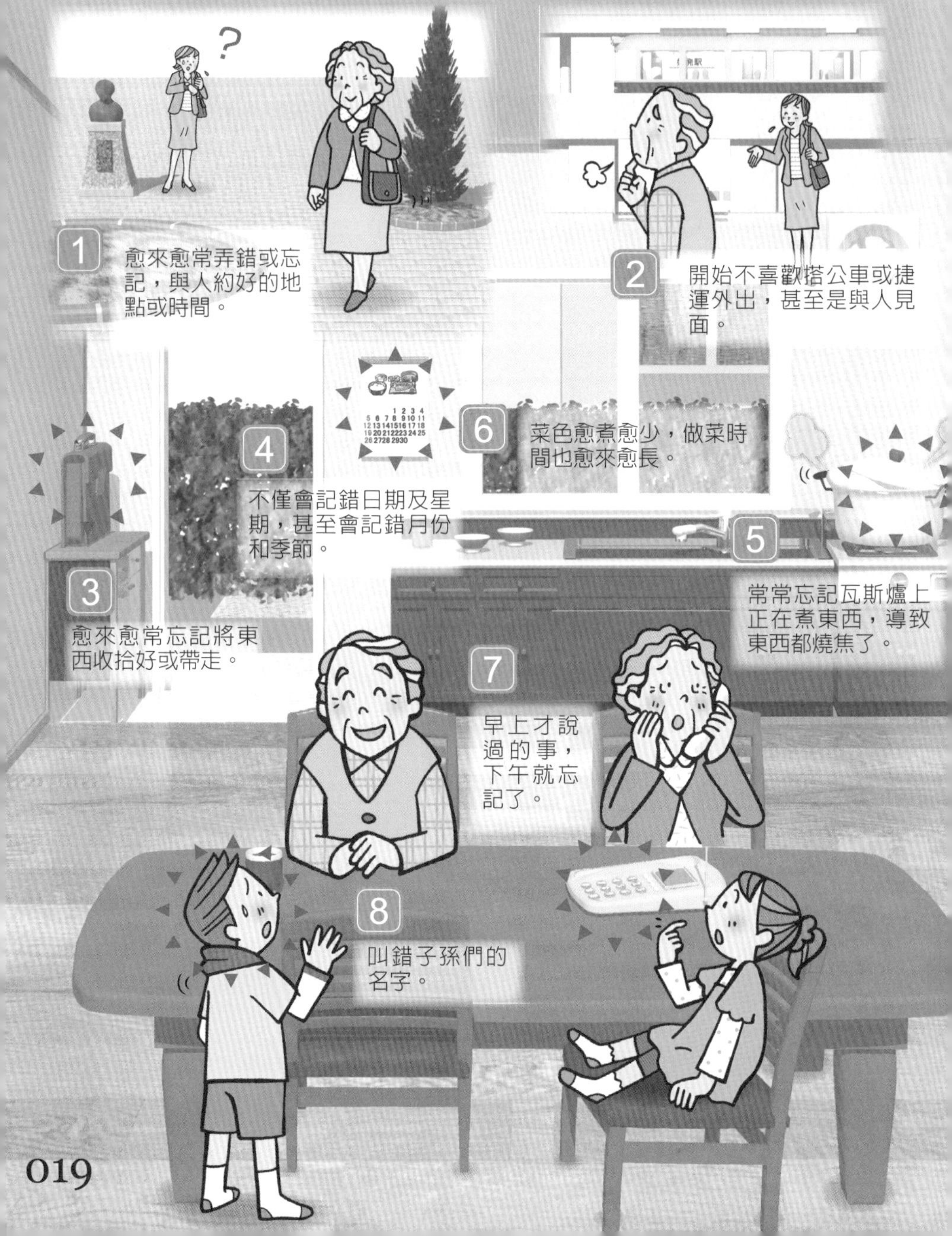
1
愈來愈常弄錯或忘記，與人約好的地點或時間。
2
開始不喜歡搭公車或捷運外出，甚至是與人見面。
3
愈來愈常忘記將東西收拾好或帶走。
4
不僅會記錯日期及星期，甚至會記錯月份和季節。
5
常常忘記瓦斯爐上正在煮東西，導致東西都燒焦了。
6
菜色愈煮愈少，做菜時間也愈來愈長。
7
早上才說過的事，下午就忘記了。
8
叫錯子孫們的名字。

⁉ 別再獨自煩惱，應先求助專家！

一旦出現疑似失智症的症狀，就必須趕緊弄清楚，到底是不是失智症？若是失智症，到底是什麼原因引起？

不過通常就算家人已經注意到病患的異狀，也會因為「自己的父母（或妻子、丈夫等）不可能會得失智症」、「症狀並不是很嚴重，應該還好」、「反正這種病又治不好」等原因，而沒有將病患送醫，直到症狀已經嚴重到影響日常生活，例如出現徘徊現象、暴力行為、幻覺等（參考五十六頁）情形時，才終於在不知所措的情況下，拖著沉重步伐，帶病患到醫院就診，只是一旦出現這些症狀時，代表失智症已經相當嚴重了。

大多數的失智症，都是從小小的健忘情形或輕度認知障礙開始，並經過很長的時間逐漸惡化。或許很多人都認為失智症無法治療，因此一開始就放棄，但其實只要能在失智症的早期階段發現病患的異狀，就能有效預防發病，或減緩發病的速度。即使失智症真的發病，有時也能利用藥物療法來改善症狀，減緩症狀的惡化情形。

不僅如此，依據引發失智症的疾病而定，有些失智症能被治癒（參考八十四頁），只要接受適當的治療，確實有可能根治失智症，所以及早發現，對治療失智症絕對有幫助。

總之，在煩惱「這到底是不是失智症」、「今後會變得如何」之前，還是先尋求專家的協助再說。不過實際上有不少病患，會非常堅決地拒絕就診，根本不願意到醫院去，因此接下來將說明，該如何面對這種拒絕就診的病患。

應及早求助專業醫師的 3 大理由

1 釐清疾病

到底是不是失智症？還是症狀類似的其他疾病所引起？唯有釐清病因，才能找出潛藏在背後的疾病，進一步擬定治療方針。

2 理解疾病

聽取專業醫師對今後症狀的分析，才能進一步討論家人或親人的照護體制，以利準備照護環境。

3 展開照護之路

若在不理解失智症的情形下，持續照護病患，很容易讓病患的症狀惡化，甚至造成病患與家人之間的關係惡化。唯有接受專業醫師的診斷，聽取有關疾病的說明，家人才能產生接受現實的想法，也能坦然接受如何面對病患的有效建議。

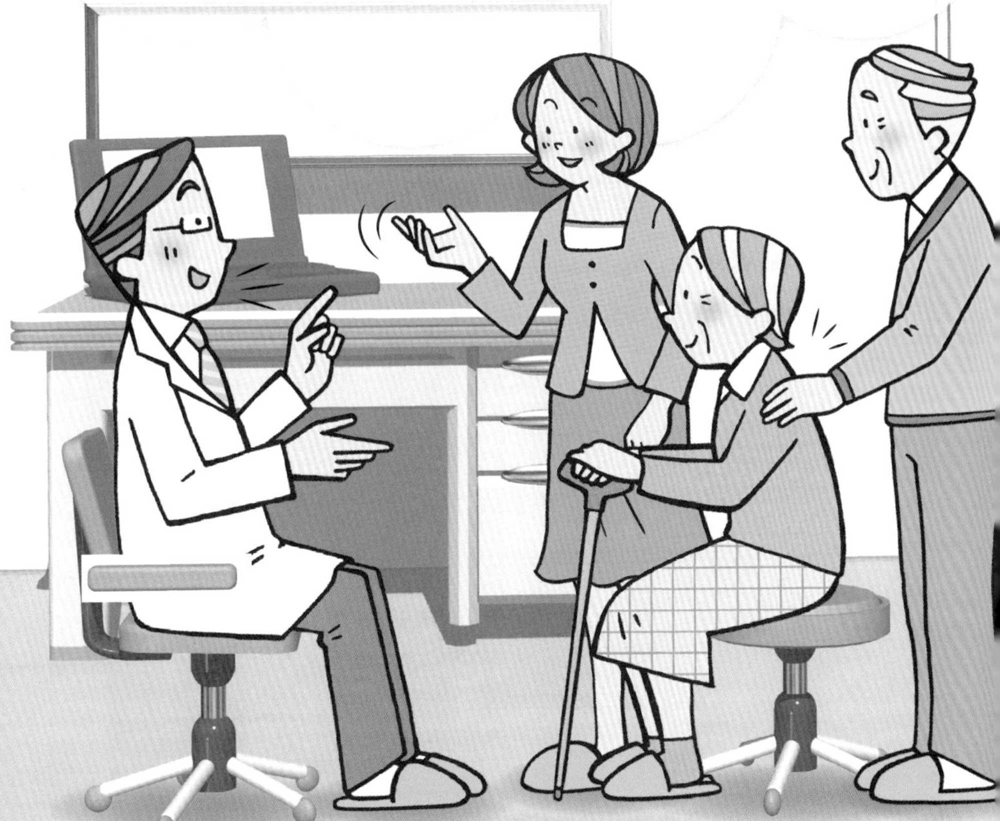

!? 盡可能徵求病患同意後再去就診

若家人或周遭的人，發現病患有異狀，而病患本身也很在意自己健忘的情形時，要建議病患「到醫院去檢查一次看看」，應該會比較容易。但若病患本身堅決不承認自己有異狀時，恐怕家人也很難開口要求病患就診。或者即使病患本身已經自覺有健忘等症狀，此時若告訴病患「說不定你已經開始有點癡呆了，還是到醫院去檢查看看吧」，也很容易傷到病患的自尊心。

由於初期的失智症，還能保有相當程度的認知功能，因此病患本身往往能察覺自己的異狀，也容易因此喪失自信而不安，更容易為了不出示自己軟弱的一面，而顯得頑固，當然也會拒絕就診。

要建議病患就診時，不要以陳述道理的方式來說服，應該告訴病患「因為希望你能永遠健康，所以家人才會這麼擔心呢」，傳達自己的心意，往往會比較有效。同時告訴病患，只要及早發現疾病並接受治療，就能改善症狀，設法讓病患的態度能積極起來。

「我們去探望○○吧」、「我們去逛街買東西吧」，想利用這種謊言將病患帶去醫院，通常只會得到反效果，因為病患會開始不相信家人，不但會更難將病患帶去醫院就診，對今後可能需要住院或照護時，也會產生莫大阻礙。

除非病患的認知障礙情形開始惡化，已經無法判斷事物，甚至出現暴力行為、幻覺等症狀，否則盡可能不要編造理由欺騙病患，最好還是徵求病患同意後，再去就診。

巧妙的建議就診法

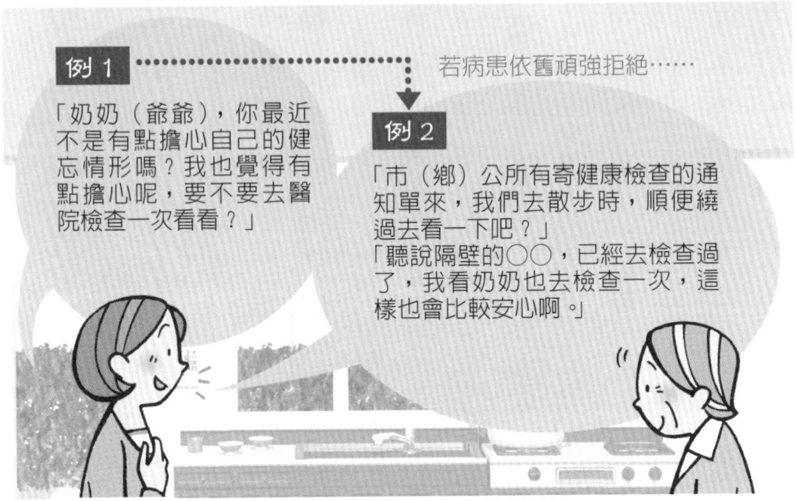
例 1
「奶奶（爺爺），你最近不是有點擔心自己的健忘情形嗎？我也覺得有點擔心呢，要不要去醫院檢查一次看看？」
若病患依舊頑強拒絕……
例 2
「市（鄉）公所有寄健康檢查的通知單來，我們去散步時，順便繞過去看一下吧？」
「聽說隔壁的○○，已經去檢查過了，我看奶奶也去檢查一次，這樣也會比較安心啊。」

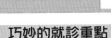

巧妙的就診重點

重點 1

要建議病患就診，應在前一天或前 2 ～ 3 天提出

如果早早就提出建議，病患往往會愈來愈不安，到了快就診時，才突然說「我才不要去醫院呢」，所以要建議病患就診，應在前一天或前 2 ～ 3 天建議。

重點 2

由病患信任的家人或朋友陪同

就診時，一定要由非常了解病患日常生活情形的家人陪同，不過有時醫師會要求與家人單獨談話，為避免病患此時覺得不安，最好能由病患信任的另一人陪在身旁。

就診前一定要先紀錄這些資料

- 出生年月日
- 簡歷（出生地、最高學歷、經歷、婚姻狀況、家族成員等）
- 過往疾病（過去的病歷、手術或意外之有無、目前的疾病、服用中的藥等）
- 生活習慣（菸、酒、飲食偏好、運動習慣等）
- 在意的症狀（有何變化、有何症狀、從何時開始、哪種時候會出現等）

重點 3

先到內科就診，再到專門科別就診

若病患拒絕一開始就去找專門科別就診，就事先告知醫院，先安排病患到內科就診後，再設法轉到專科去。

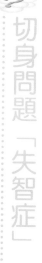

真能安心認為「我沒問題」嗎？

前面已經針對失智症，以及如何掌握失智症前兆的重點，做了一番說明，相信被稱為老人的人當中，應該有不少人都有想不起對方的名字等符合症狀的情形吧？健康者的健忘情形，當然與失智症病患的健忘情形不同，一旦懷疑有失智症的可能性，只要及早發現並接受治療，就能有效預防發病。但儘管有許多病患本身及家人，都擔心病患的健忘情形「會不會是失智症？」實際上還是有很多人，過度自信地認為「我絕對沒問題」。

依據日本內閣府出版的《二〇〇九年版高齡社會白皮書》，二〇〇八年十月時，全日本超過65歲以上的老人人口，達到二百八十二萬人，創下歷年新高，更占人口總數超過二二%。老人人口率今後仍會持續增加，預計二〇一三年會達到每4人中就有1人，二〇三五年會達到每3人中就有1人是老人。這也意味著，失智症當中的老人人口數也會跟著增加。依據日本厚生勞働省高齡照護研究會的估計，失智症老人人口數將從二〇一〇年的二百零八萬人，增加為二〇二〇年的二百八十九萬人，二〇三五年更會增加到三百七十六萬人。

隨著高齡化發展而逐漸增加的失智症老人，不論是照護者還是被照護者，相信今後所有人都有可能與失智症扯上關係，可見失智症不再是與自己無關的時代，而是已經來到眼前了。

失智症老人人口數的推移情形

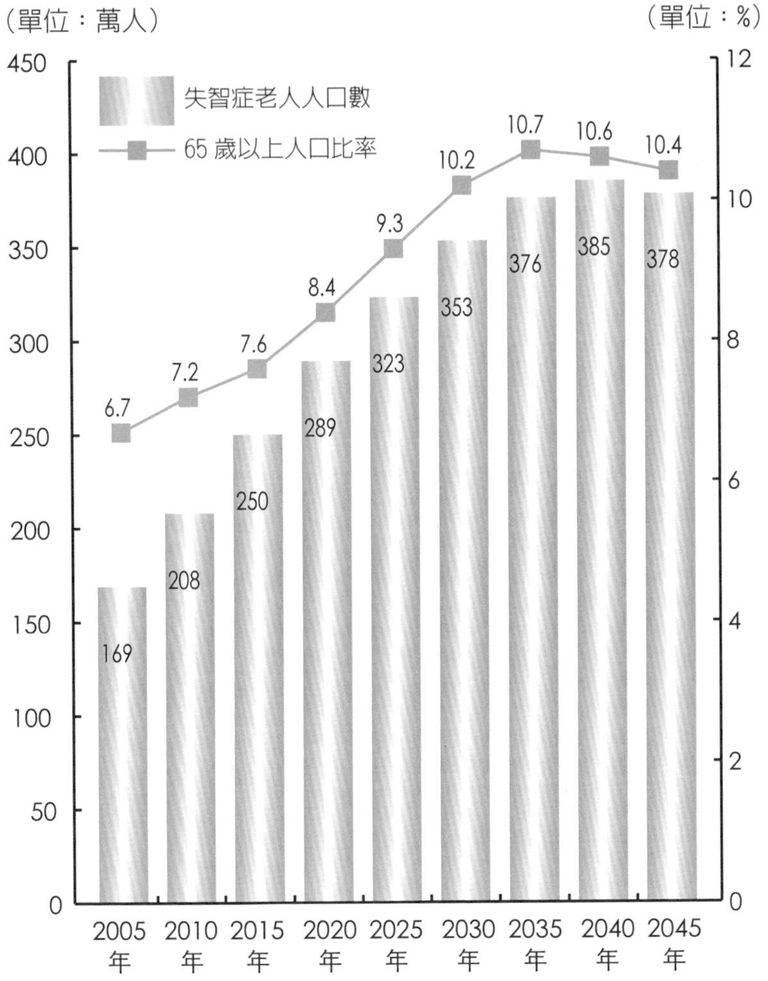

（單位：萬人）
（單位：%）
失智症老人人口數
65 歲以上人口比率
450
400
350
300
250
200
150
100
50
0
12
10
8
6
4
2
0
6.7
7.2
7.6
8.4
9.3
10.2
10.7
10.6
10.4
169
208
250
289
323
353
376
385
378
2005 年
2010 年
2015 年
2020 年
2025 年
2030 年
2035 年
2040 年
2045 年

注）以上數據爲認定需被照護者（需被援助者：自立度 II 以上）
出處：日本厚生勞働省（高齡者照護研究會報告書「2015 年度高齡者照護」）

⁉失智症是可以預防的！

既然每個人都會老，是否代表我們這一生，無可避免失智症這種疾病？

其實現在已經知道，失智症是可以預防的，就像原本始終不明原因的癌症，近年來被指出和生活習慣有很大的關係一樣，失智症同樣被認為大多起因於生活習慣。

引發失智症的代表性疾病，有腦梗塞和腦出血等「腦血管障礙」（參考七十二頁），以及「阿茲海默症」（參考七十四頁）。一般認為腦血管障礙最主要來自動脈硬化（參考一八七頁），而動脈硬化除了因為老化引起之外，高血壓（參考一八七頁）和高脂血症（參考一八七頁）、糖尿病（參考一八八頁）等各種生活習慣病，也會引發動脈硬化。至於阿茲海默症，儘管還有許多部分未被解開，也已逐漸得知和幾個危險因子有關。

最近還有另一種情形深受矚目，就是「輕度認知障礙（ＭＣＩ）」。輕度認知障礙是指認知功能稍微低下，但沒有到達失智症的程度，是介於正常與失智症之間的領域，等於處在灰色地帶。不過並非有輕度認知障礙的人，一定都會惡化成失智症，雖然有一半的人，很可能得失智症，但仍有一半的人，最後並沒有出現失智症。若能在輕度認知障礙的階段裡，接受適當的治療，同時積極改善生活習慣，就能有效預防發病，或減緩發病的速度。

輕度認知障礙與失智症發病的關係

雖然目前還沒有完全解開失智症的一切，
不過已經知道與幾個危險因子有關。

失智症與生活裡的危險因子

〈阿茲海默症〉

- 老化
- 掉牙
- 缺乏運動
- 飲食生活
- 高血壓
- 糖尿病
- 遺傳因素、家族病史
- 頭部外傷
- 智能活動
- 人際關係

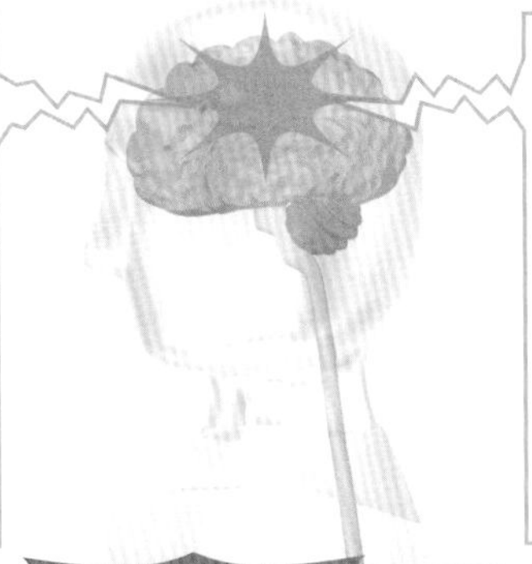

〈血管性失智症〉

- 老化
- 高血壓
- 高脂血症
- 肥胖
- 糖尿病
- 飲食生活
- 缺乏運動
- 喝酒、吸菸
- 智能活動
- 人際關係

若放任這些危險因子不管！！

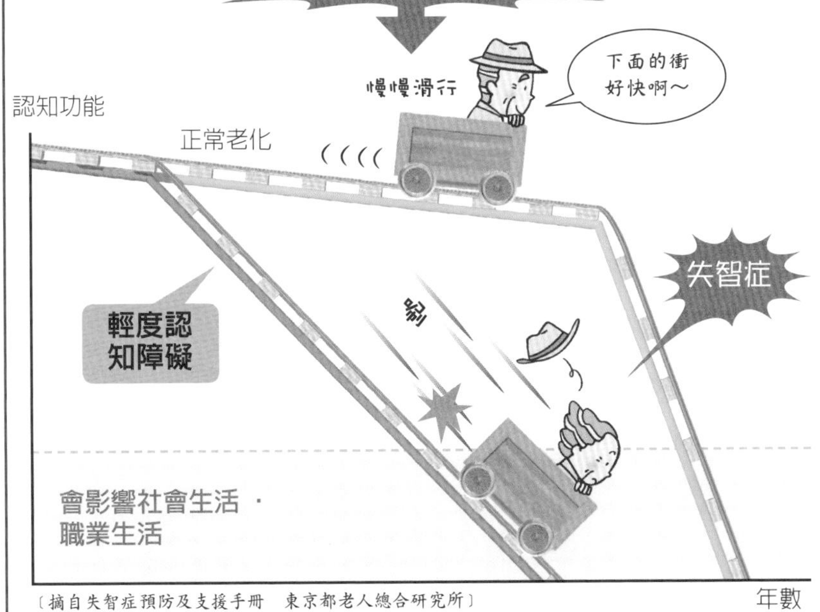
慢慢滑行
下面的衝
好快啊～
認知功能
正常老化
失智症
輕度認
知障礙
會影響社會生活・
職業生活
年數

〔摘自失智症預防及支援手冊　東京都老人總合研究所〕

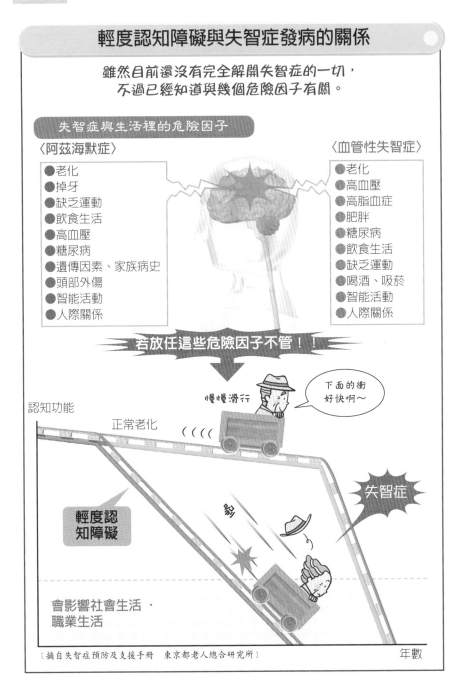

避免過食，以預防生活習慣病的元凶——肥胖

構成我們人類身體的細胞，在血液輸送過來的氧氣和養分支持下，能維持一定的功能，腦神經細胞也不例外，因此若缺少血液輸送過來的氧氣和養分，就無法發揮作用。一旦血液因故停止流動，導致腦神經細胞死亡，就會引發失智症。

會造成血流變差的原因，就是血管老化，也就是動脈硬化，而促進動脈硬化的最危險因子，就是高血壓、脂質異常症、糖尿病等生活習慣病。要預防及改善這些生活習慣病，就一定要預防及改善「肥胖」。

當平常所攝取的熱量，遠遠超過消耗的熱量時，就會被囤積起來，引發肥胖。所以要改善肥胖的情形，就必須適度運動，以增加消耗的熱量，同時改掉「過食」的習慣，以減少攝取的熱量。

有過食習慣的人，往往不容易察覺自己吃太多，所以不妨確認一次自己的飲食內容看看。通常有過食傾向的人，會出現「吃很快」、「集中一次大吃」、「邊做事邊吃」、「不吃早餐」等特徵。

或許一般人會認為，要擺脫長年培養下來的飲食習慣並非容易的事，但只要掌握左圖的訣竅，就能有效預防過食。

預防過食的 7 大訣竅

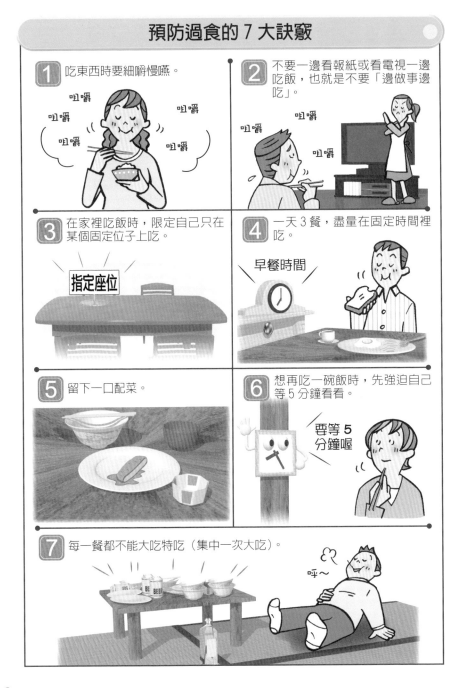

1 吃東西時要細嚼慢嚥。

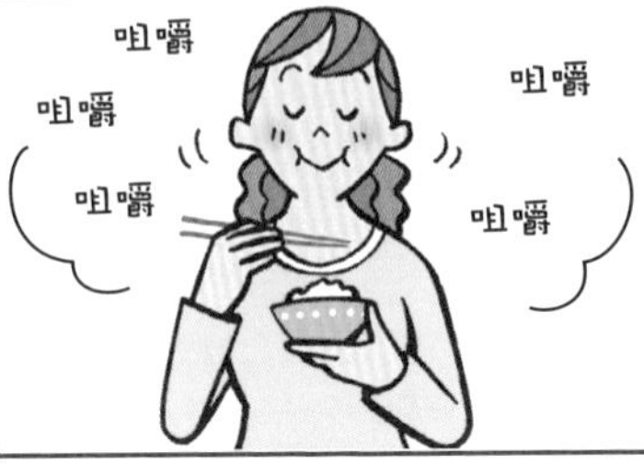

2 不要一邊看報紙或看電視一邊吃飯，也就是不要「邊做事邊吃」。

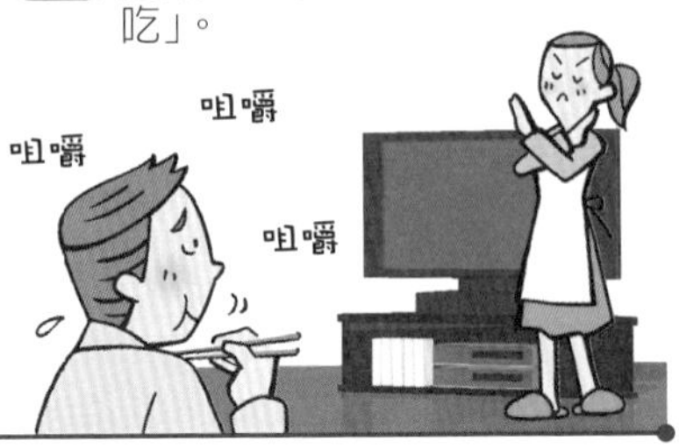

3 在家裡吃飯時，限定自己只在某個固定位子上吃。

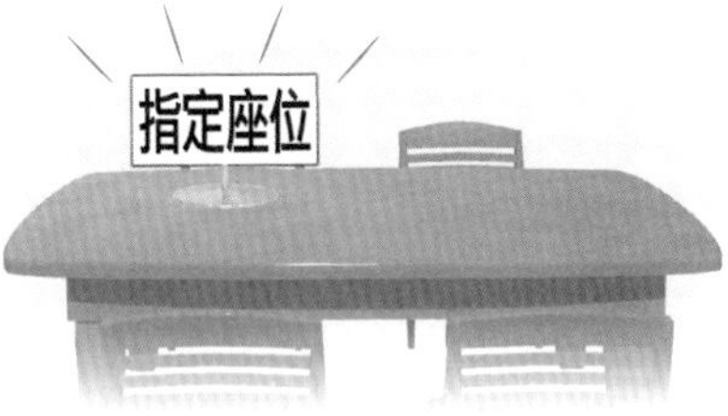

4 一天 3 餐，盡量在固定時間裡吃。

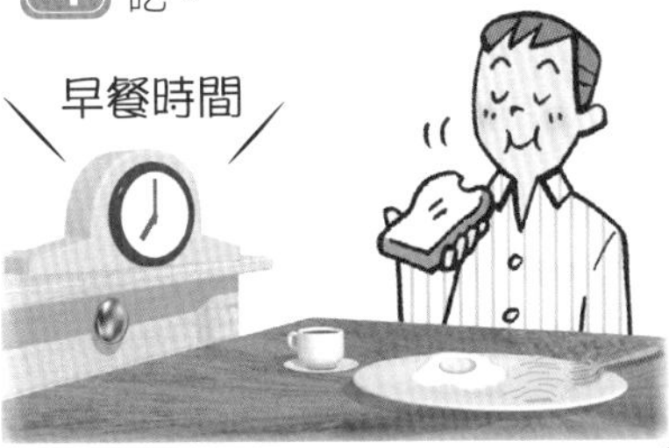

5 留下一口配菜。

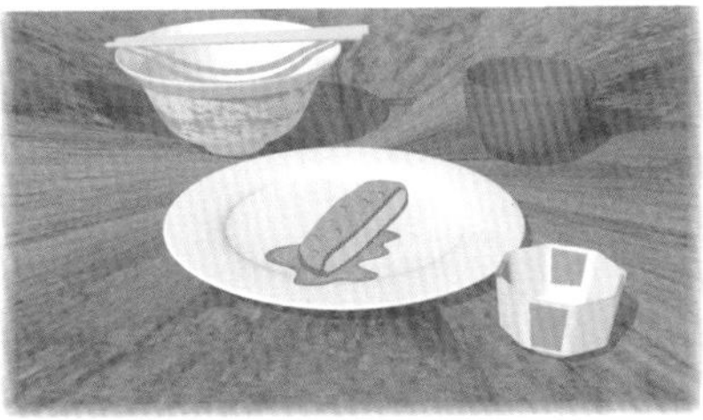

6 想再吃一碗飯時，先強迫自己等 5 分鐘看看。

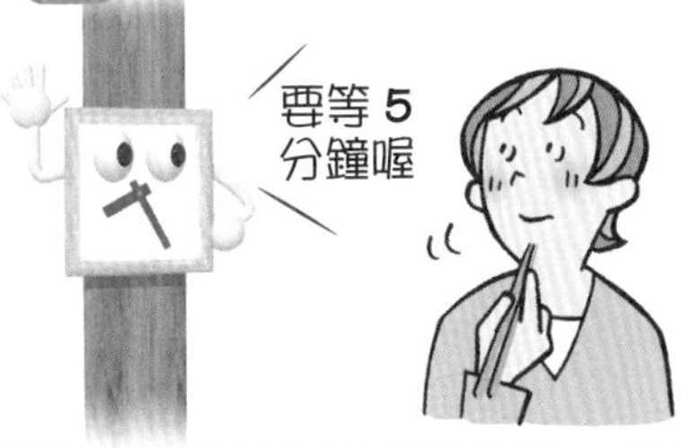

7 每一餐都不能大吃特吃（集中一次大吃）。

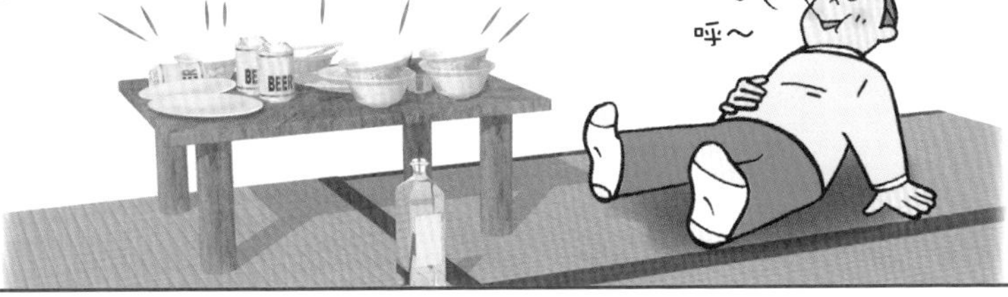

⁉重新認識營養均衡的日式飲食

要預防及改善肥胖，除了不能過食外，也必須重新檢視飲食內容，確認自己對糖分、脂肪、蛋白質、維他命、礦物質、食物纖維等營養的攝取是否均衡。在以日式飲食為主的30～40年前，罹患糖尿病或脂質異常症的日本人並不多，但隨著飲食生活的西化，對動物性脂肪的攝取量愈來愈多，攝取的熱量也愈來愈過剩，才因此造成肥胖、糖尿病、脂質異常症等生活習慣病的增加。

所以最好重新認識一次日本傳統的飲食方式，改以稻米、魚、蔬菜為主的營養均衡飲食方式。最理想的基本飲食型態，就是「主食加1湯加2～3菜」，但必須注意下列3點，以避免營養失衡。第一點是，主食、主菜、湯各以1品為原則，因為主食若有2品，很容易攝取過多糖分，主菜若有2品，很容易攝取過多脂肪，湯若有2品，則很容易攝取過多鹽分。

第二點是，最好不要重複採用需要用油料理的烹調法，若主菜是用油炒的，副菜就改用滷的或涼拌料理。這種方式不僅適用1餐裡的飲食內容，也適用在1天裡的飲食內容，所以午餐的主菜若是用炸的，晚餐的主菜，就改用燒烤等方式料理。

第三點是，刻意多攝取更多種類的食物，盡量避免主菜、副菜、湯都使用相同的食材，例如「滷青甘魚白蘿蔔、白蘿蔔生菜沙拉、白蘿蔔味噌湯」，應同時攝取綠色、紅色、黃色等蔬菜，不但營養會比較均衡，也能增添餐桌上美食的外觀。

基本飲食型態以日式飲食的「主食+1湯+2～3菜」為主

日式飲食

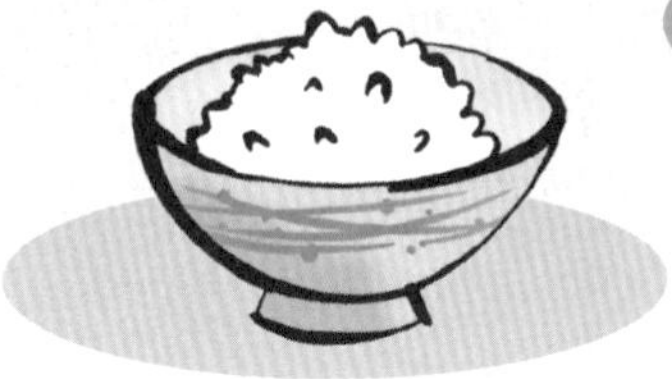

主食　糖分來源

偶爾吃吃麵類或麵包類也無妨，但應以含有豐富維他命及礦物質的稻米為主食。若想補充日本人經常缺乏的食物纖維，也可以改吃糙米。

主菜　脂肪、蛋白質來源

以魚貝類、肉類、雞蛋、豆腐等大豆製品為主要配菜，但要避免偏重以肉類和雞蛋等動物性食物為主，也要避免偏重使用油炸或炒的料理。

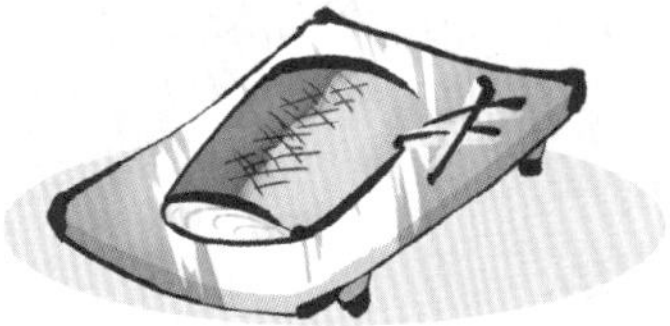

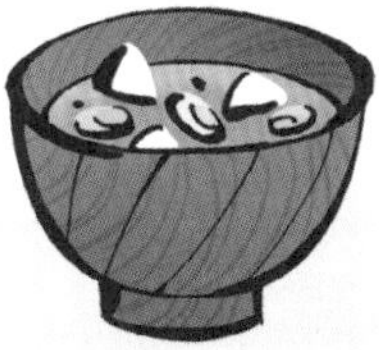

湯　補充主菜和副菜所欠缺的養分

除了味噌湯和其他湯汁外，早餐及午餐也可以用牛奶或蔬果汁來替代，但最好以主菜和副菜沒有使用到的食材為主，以補足所需的養分。

副菜　維他命、礦物質、食物纖維來源

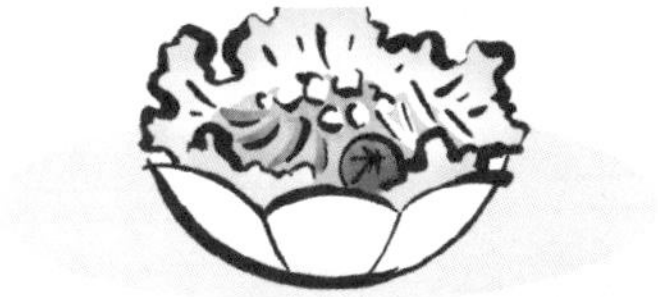

以蔬菜、薯類、菇類、海藻類等食物為主的配菜，並盡量攝取綠色、紅色、黃色等顏色較深的蔬菜。

副菜　補充主菜所欠缺的養分

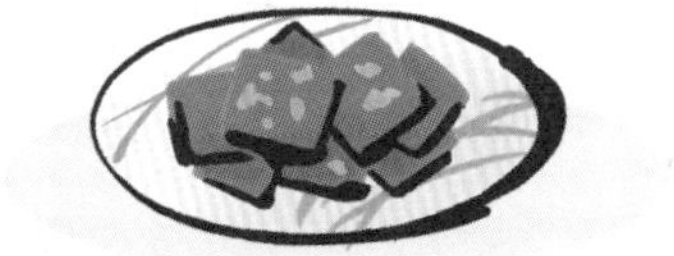

以滷菜、醋拌食物、醬菜等具有清口作用的少量配菜為主，尤其是滷菜和醬菜，若吃太多，很容易攝取過多鹽分，一定要多加注意。

⁉巧妙的減鹽法

要預防生活習慣病，就必須同時注意不能攝取過多鹽分，因為眾所周知，鹽分一旦攝取過多，往往會引發高血壓，會提高血管性失智症的風險。

根據日本厚生勞働省所定的基準，成人一天的鹽分攝取量，應在10公克以下，但就該單位所發布的「二〇〇六國民健康暨營養調查」結果來看，日本人一天的食鹽攝取量，平均為十一．二公克，其中有六成以上的成人，攝取超過所定的基準量。鹽分攝取過多時，不僅容易引發高血壓，重口味的飲食，還會刺激食慾，容易造成過食而肥胖。唯有巧妙地減少攝取鹽分，習慣攝取清淡口味的飲食，才能有助健康。

要減少鹽分的攝取，就必須減少使用食鹽和醬油等調味料，同時也不能攝取過多滷菜或醬菜、乾貨、火腿等鹽分較多的加工食品。不過醬油和味噌等食品，是日式飲食不可或缺的調味料，若減少這些調味料的用量，料理就會顯得沒味道，對已經吃習慣重口味的人來說，或許會無法滿足。

所以若平常吃醬菜或涼拌、燒烤等料理時，習慣另外再沾上醬油或食鹽吃的人，一定要先設法改掉這個習慣，等自己有辦法接受原本就有調味的料理後，再慢慢設法減少料理時所使用的調味料。只要採取這種分段式的減鹽法，就能慢慢習慣清淡的口味，也能享受美味的減鹽料理。

此外，也可以利用柴魚片或昆布等高湯的鮮味，或醋和檸檬等食品的酸味，甚至是胡椒和辣椒等香料的風味來提味，就能彌補減鹽後的口味清淡問題。

彌補清淡口味的美味訣竅

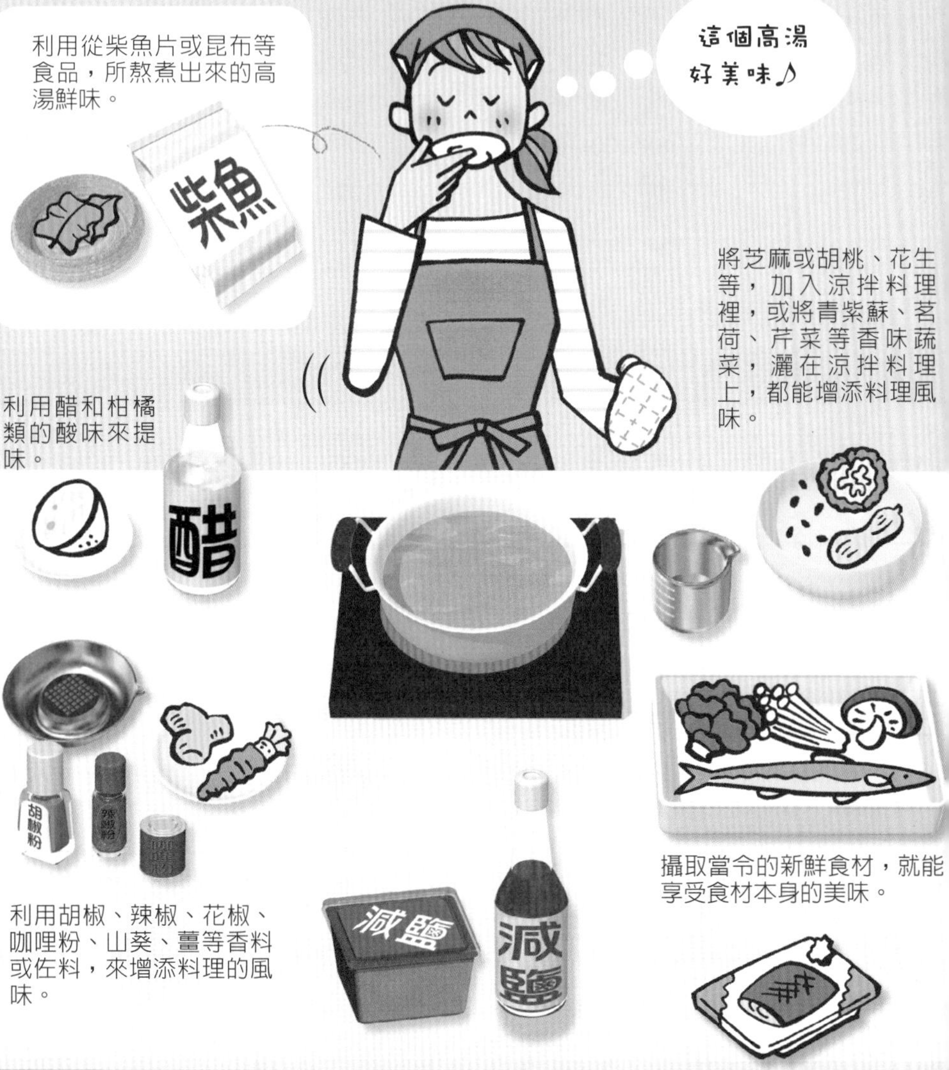

利用從柴魚片或昆布等食品，所熬煮出來的高湯鮮味。

將芝麻或胡桃、花生等，加入涼拌料理裡，或將青紫蘇、茗荷、芹菜等香味蔬菜，灑在涼拌料理上，都能增添料理風味。

利用醋和柑橘類的酸味來提味。

攝取當令的新鮮食材，就能享受食材本身的美味。

利用胡椒、辣椒、花椒、咖哩粉、山葵、薑等香料或佐料，來增添料理的風味。

只要多利用含有較少鹽分的減鹽醬油、減鹽味噌，就能輕鬆減少鹽分的攝取。

燒烤食物時，可以燒烤到略焦，就能增添食物的香氣。

⁉ 適度運動絕對重要

不論如何努力在注意飲食生活，若不運動身體，就無法增加熱量的消耗，導致多餘的熱量一直囤積在體內，引發肥胖和生活習慣病。所以要有效預防生活習慣病及失智症，除了必須改善飲食生活外，仍需「適度運動」。

要預防生活習慣病所需的運動，並不需要具有競賽性或提升技巧性的運動，只要在日常生活中，先刻意多活動身體即可。例如減少搭電梯和手扶梯的次數，增加爬樓梯的機會；要買東西時，就走路到附近的市場或商店街等處購買，不要開車到遠處的購物中心去。只要多下點工夫，都能成為不錯的運動。

等開始習慣活動自己的身體後，就每星期撥出三天的時間來，每天做30分鐘的輕度運動。只要以此為目標，就能養成運動的習慣。

在此要推薦的運動方式，就是人人都能輕易辦到的「走路運動」。不過這裡所指的走路運動，並不需要為了讓自己大量流汗而快步健走，實際上要預防生活習慣病，最有效的運動強度，應該是有些出汗的程度，所以不妨以一邊走路還能一邊交談的速度來走即可。

走路運動是一項不需要選擇場地，又能安全進行的運動，所以不必想得太困難，只要先從到附近散步的感覺開始做起即可，不過一定要記得穿運動鞋出去走路，不要穿皮鞋或馬靴等鞋子走路，否則很容易受傷或出意外。同時記得參考左圖方式，注意補充水分及其他事項。

開始走路運動吧！

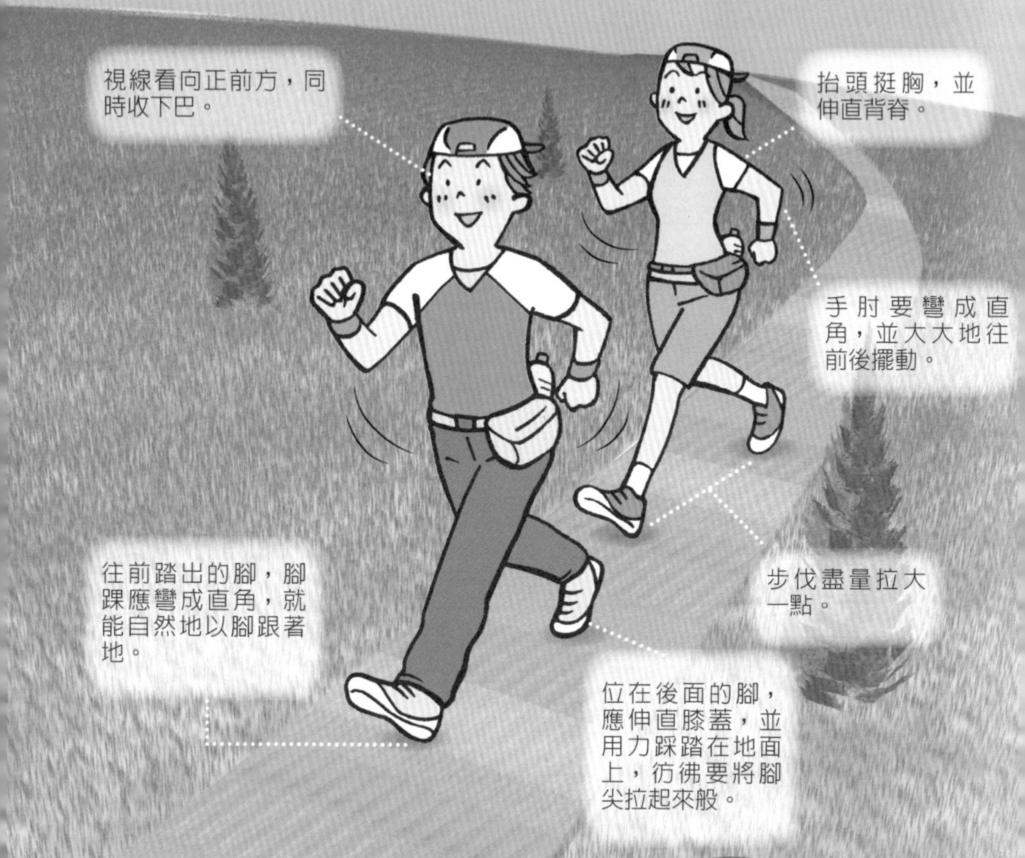
視線看向正前方，同時收下巴。
抬頭挺胸，並伸直背脊。
手肘要彎成直角，並大大地往前後擺動。
往前踏出的腳，腳踝應彎成直角，就能自然地以腳跟著地。
步伐盡量拉大一點。
位在後面的腳，應伸直膝蓋，並用力踩踏在地面上，彷彿要將腳尖拉起來般。

進行走路運動時的注意點

- 以容易活動、具有透氣性、吸水性的服裝為主。
- 一定要帶毛巾和水（開水或運動飲料）。
- 開始走路之前，先喝一杯水，走路過程中，也要隨時補充水分，不要等到口渴才喝水。
- 開始走路之前，重新綁好鞋帶。
- 必要物品全部放進腰包裡，以空出雙手。

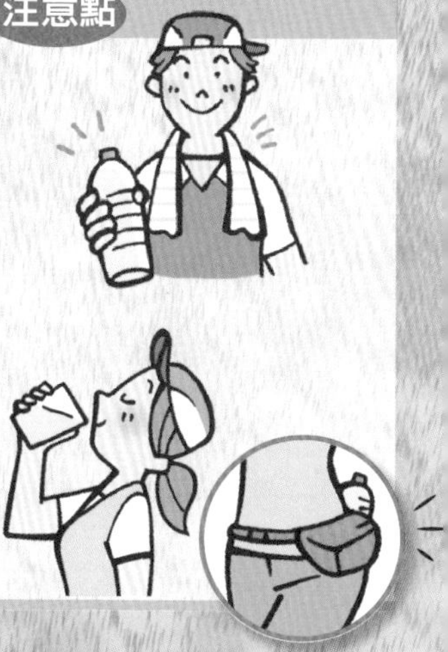

⁉吸菸的人應立刻戒菸！

吸菸有害健康，已經是全世界共通的基本常識，而近年來所有公共場所及辦公室等處，也愈來愈少設有吸菸區，相信一定讓許多癮君子愈來愈感到無趣。

人們會如此大力主張禁菸，絕對有一定的意義，因為提到吸菸對人體的危害，一般人會馬上聯想到肺癌（參考一八八頁）、喉癌（參考一八八頁）、咽喉癌（參考一八八頁），但其實不只這些可怕的疾病，實際上只要吸一根菸，就能讓血壓立刻上升，因為香菸裡所含的尼古丁，不僅會讓血管收縮，也會促進分泌讓血壓上升的物質，而且香菸裡所含的一氧化碳，會奪走血液裡的氧氣，此時心臟為了彌補不足的氧氣，只好提高心跳數，導致血壓更加上升。

香菸還具有增加血液中游離脂肪酸（參考一八九頁）的作用，而血液裡的游離脂肪酸一旦增加，就很容易形成血栓（參考一八九頁），最後造成動脈硬化。香菸還會傷害血管內皮，也會減少血液中的ＨＤＬ膽固醇（好的膽固醇），而這些都是會促進動脈硬化的一大原因。高血壓及動脈硬化，都會提高心肌梗塞（參考一八九頁）和腦中風（參考一八九頁）的風險，當然也就會提高失智症的風險。

由此可見，吸菸確實是「只有百害而無一利」的壞習慣，所以千萬別再消極地只說要減少吸菸的數量，應該參考左圖立刻戒菸。若只靠自己的意志力，很難達成戒菸目標的話，也可以利用醫療機構所提供的「戒菸門診」，都是可行的方法。

成功戒菸的關鍵——減輕戒斷症狀的訣竅

戒斷症狀	減輕症狀的訣竅
焦躁、注意力低下 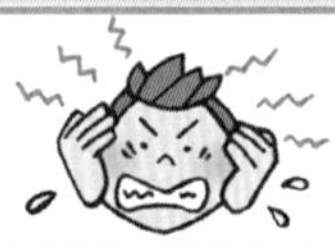	進行深呼吸或拉筋操，以舒緩心情。 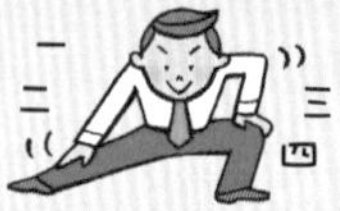
眩暈、頭痛 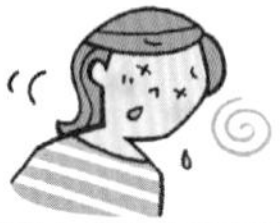	補充水分後休息。 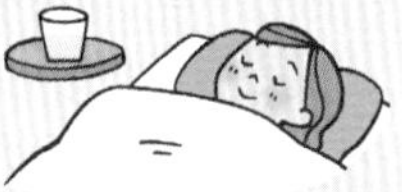
便祕 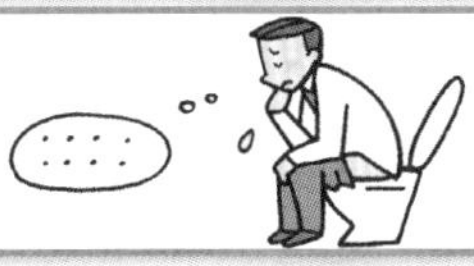	做做輕度運動，並積極攝取食物纖維和優格等發酵食品。 
咳嗽、生痰 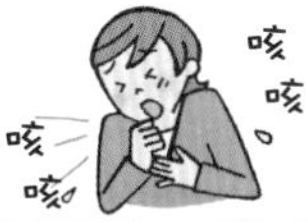	漱口後補充水分。 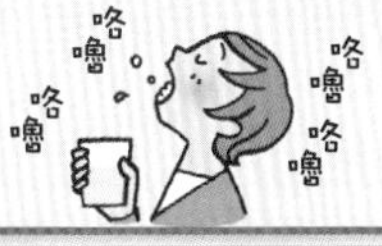
愛睏、倦怠 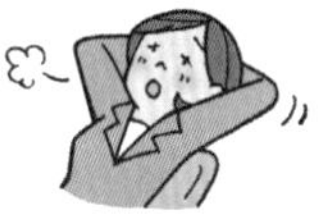	做做輕度運動來舒展身體，或利用午休時間小睡一下。 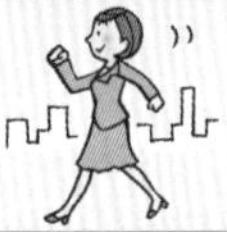
食慾增加 	多吃一些蔬菜，或嚼口香糖。 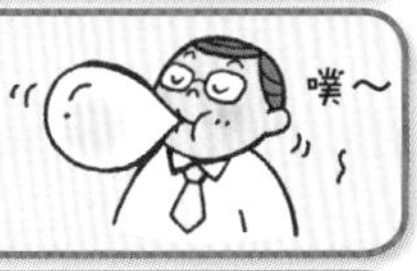
很想吸菸 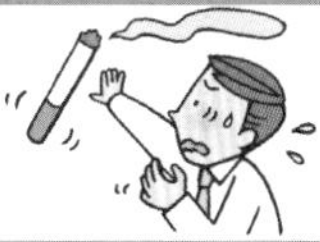	刷牙、喝水或喝茶、回想戒菸的好處及吸菸的壞處。 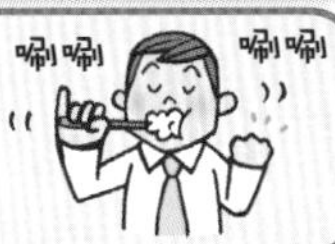

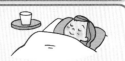

什麼是尼古丁替代療法？

先利用醫師開立的尼古丁貼片，或藥局販賣的尼古丁咀嚼錠，從皮膚或口腔黏膜來補充尼古丁，再慢慢減少劑量，以改善尼古丁的上癮症狀。由於這種替代療法，能有效減輕尼古丁成癮症所造成的戒斷症狀，一般來說都能提高戒菸的成功率，但有時不適用在某些高血壓、心臟病、糖尿病等病患身上，所以務必與醫師討論過後，再決定是否採用。

顯示與阿茲海默症有關的癱瘓、頭部受傷、掉牙

失智症的主要原因，來自腦血管障礙及阿茲海默症，兩者都被認為與生活習慣病有關，因此只要能預防生活習慣病，就能有效預防失智症。不過阿茲海默症，除了起因於生活習慣病之外，一般認為還存在幾個危險因子及相關因子。

其中一個因子，就是老人的「癱瘓」。儘管癱瘓並非直接引發阿茲海默症的原因，但一般認為，在阿茲海默症發病的前一階段，也就是在輕度認知障礙的階段裡癱瘓時，會導致失智症的症狀惡化。此外，根據統計資料顯示，曾經有「頭部外傷」並伴隨出現意識障礙的人，罹患阿茲海默症的機率會比其他人高。另一個因子則是「掉牙」，在分析過失智症的人後，發現掉牙情形比健康的人多，因此有一說認為，會造成蛀牙或牙周病的生活習慣，也與失智症有關。

此外，也有報告顯示，許多罹患阿茲海默症的人，生病前的個性特質，都屬於工作狂、過度認真、沒有嗜好、朋友很少的人。

當然，並非擁有這些危險因子、相關因子的老人，一定都會罹患阿茲海默症，但至少這些因子都是可防範於未然的因子，所以務必多加參考，接下來將說明預防的方法。

被認為有關的各種危險因子

1 老人的「癱瘓」

在輕度認知障礙的階段裡癱瘓，導致最後發病。

2 頭部受傷

因為頭部外傷，還伴隨出現意識障礙，導致最後發病。

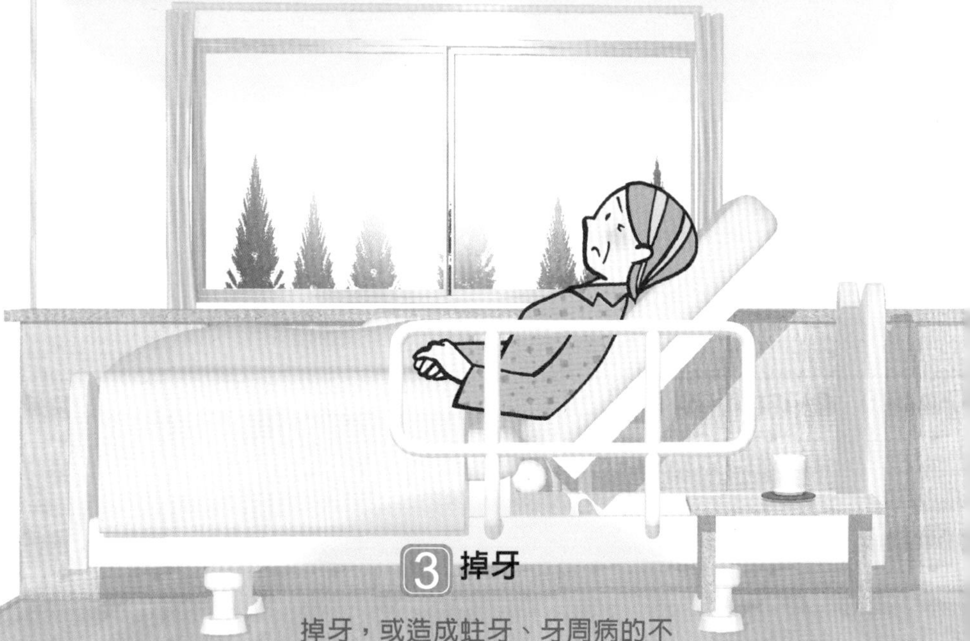

3 掉牙

掉牙，或造成蛀牙、牙周病的不良生活習慣，都有很大的影響。

此外，根據報告顯示，個性上屬於工作狂、過度認真、沒有嗜好、朋友很少的人，也很容易罹患阿茲海默症。

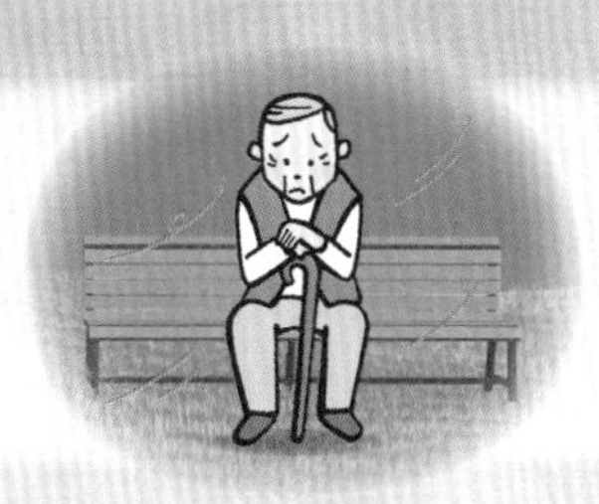

⁉ 斷絕「骨質疏鬆症→骨折→癱瘓」的惡化方程式！

老人會癱瘓的主要原因有兩個，一個來自腦梗塞和腦出血等腦血管障礙。要預防腦血管障礙所引起的癱瘓，有效的方法，就是前面介紹過的生活習慣病預防法。

另一個原因則是骨折，而老人的骨折，往往來自「骨質疏鬆症」。骨質疏鬆症是骨骼裡的鈣質溶解而出，導致骨量（參考一九〇頁）減少，讓骨骼出現許多孔隙而變脆弱的一種疾病。由於骨骼已經變脆弱，所以容易骨折，而且一旦骨折，通常都很不容易復原。

有骨質疏鬆症的老人一旦骨折，本來就得花費很長的時間才能逐漸復原，而若是大腿骨等處骨折，就必須長期間住院治療，但在這段期間裡，骨質疏鬆的情形會繼續惡化，導致復原期間拉得更長，所以有不少人最後就因此癱瘓了。

引發骨質疏鬆症的主要原因，除了有老化造成的骨量減少外，缺乏運動和偏食所引起的鈣質不足，也是一大主因。此外，骨質疏鬆症常發生在停經後的女性身上，是因為女性荷爾蒙分泌量減少所致，因為女性荷爾蒙一旦減少分泌，就會降低製造骨骼的作用，所以停經後的女性，很容易因為女性荷爾蒙的分泌量減少，而罹患骨質疏鬆症。

要預防癱瘓，就必須參考左圖，從日常生活開始，多注意如何預防骨質疏鬆症。中老年以後，如果抬起重物時，會有背痛、腰痛的情形，或有身高縮水、駝背等情形時，都必須懷疑可能罹患了骨質疏鬆症，最好趕快到整形外科等處就診，努力做到及早發現、及早治療。

預防骨質疏鬆症的生活方式

骨質疏鬆症是骨骼裡的鈣質溶解而出，導致骨骼出現許多孔隙，因此變脆弱的疾病。

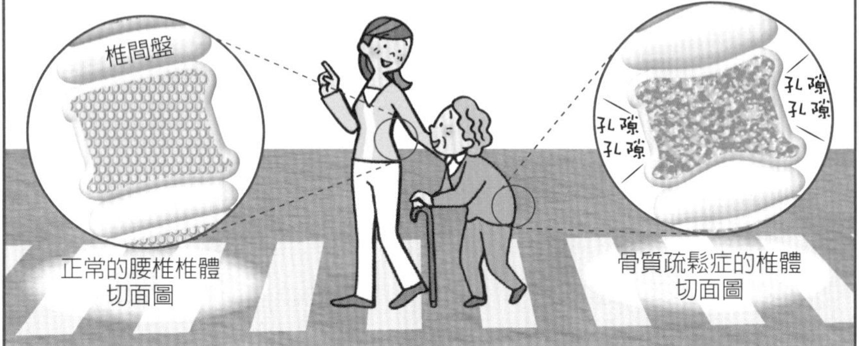
椎間盤
正常的腰椎椎體
切面圖
孔隙
孔隙
孔隙
孔隙
骨質疏鬆症的椎體
切面圖

老人的骨質疏鬆症所造成的骨折，往往是引發「癱瘓」的直接原因，為避免發生這種情形……

讓骨骼強壯的 3 大重點

1 積極攝取鈣質及幫助吸收鈣質的「維他命 D」

含有豐富鈣質的食物

牛奶、優格、小魚、豆腐、納豆、羊栖菜、小松菜、青江菜等

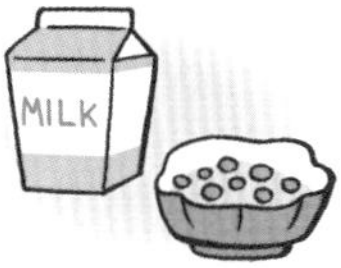
MILK

含有豐富維他命D的食物

乾燥香菇、柴魚(鰹魚)、鮪魚、豬肝、奶油、雞蛋等

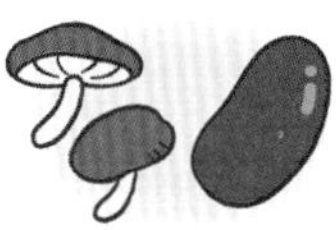

2 適度運動以防缺乏運動

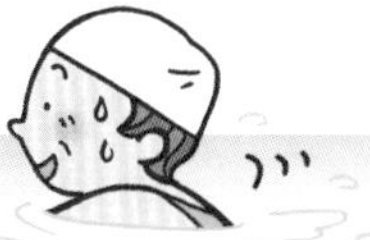

走路、游泳等

3 做日光浴來促進體內合成維他命 D

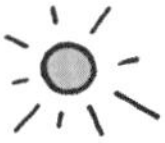

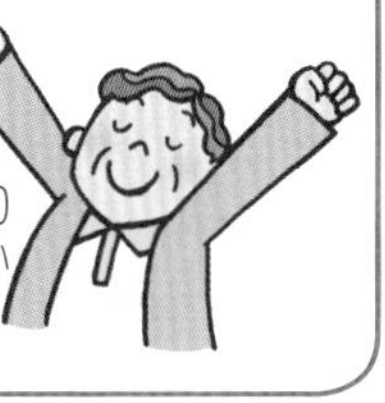

夏天在樹蔭下做 30 分鐘、冬天則做一小時

⁉提高肌力來預防跌倒

伴隨意識障礙症狀的頭部外傷，也被認為與引發阿茲海默症有關，但話說回來，要如何預防頭部受傷？尤其是車禍等意外，都屬於突發性事件，實際上很難預防，不過至少可以預防跌倒等意外所造成的頭部受傷。

例如因為高低落差而跌倒的情形——這種意外最容易發生在中高年以上的人身上，因為隨著年齡的增加，視力等知覺功能，以及保持身體平衡的功能、肌力和肌肉彈性、瞬間的判斷力、反射神經等，都會開始變弱。當這些功能和能力都還正常時，我們就能瞬間察覺到腳下的障礙物，採取適當的反應來避開危險，而即使不小心絆到，也會瞬間調整身體姿勢，避免自己跌倒，或即使不小心因此跌倒，也會反射性地採取防護動作，很少因此傷到頭部。

老人跌倒時，不僅容易傷到頭部，也很容易造成前一單元所提的骨折。為避免癱瘓，甚至罹患阿茲海默症，一定要設法預防跌倒。那麼究竟該如何預防？

首先我們能做的事，就是提高肌力和肌肉彈性。在此介紹幾個可自行在家進行的簡單拉筋操，以及肌肉訓練運動，若能養成習慣做拉筋操及肌肉訓練運動，還能解除平常缺乏運動的問題。千萬別太早放棄，認為「人老了身體功能本來就會變差」，務必立刻實踐看看。

提高身體功能的運動① 讓肌肉變柔軟的拉筋操

伸展手臂

❶雙手張開到與肩膀齊寬，然後交握雙手，並將手掌朝外，再慢慢地往前拉。
❷極力往前拉到極限後，在手臂上用力，然後靜止 5 秒鐘。
❸將手臂慢慢恢復原狀。

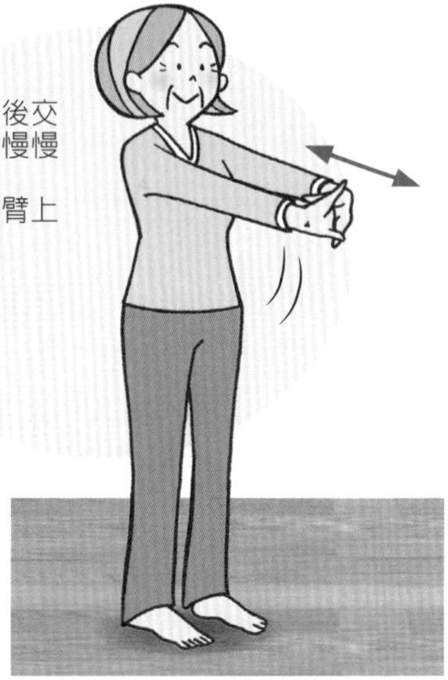

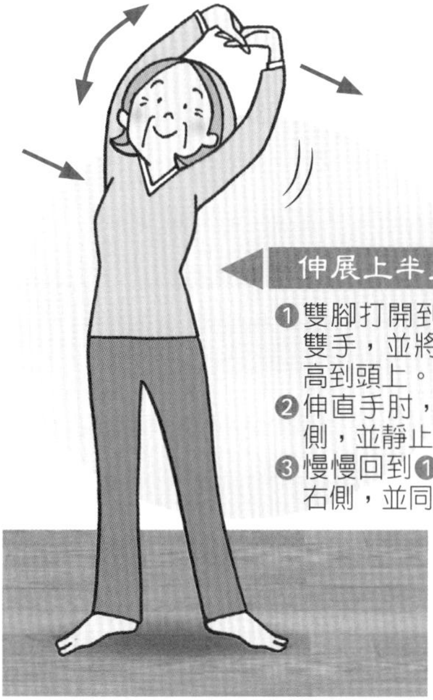

伸展上半身

❶雙腳打開到與肩膀齊寬，然後交握雙手，並將手掌朝外，再慢慢地拉高到頭上。
❷伸直手肘，然後慢慢將身體倒向左側，並靜止 5 秒鐘。
❸慢慢回到❶ 的姿勢，再將身體倒向右側，並同樣靜止 5 秒鐘。

※ 有腰痛毛病的人請不要做前屈運動

前屈

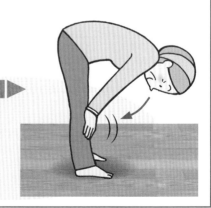

❶雙腳打開到與肩膀齊寬，然後在保持伸直背部和膝蓋的狀態下，慢慢將上半身往前彎下。
❷慢慢將雙手往下伸，直到腳踝處（在自己能力範圍內即可）為止，然後靜止 5 秒鐘。
❸慢慢抬起上半身。

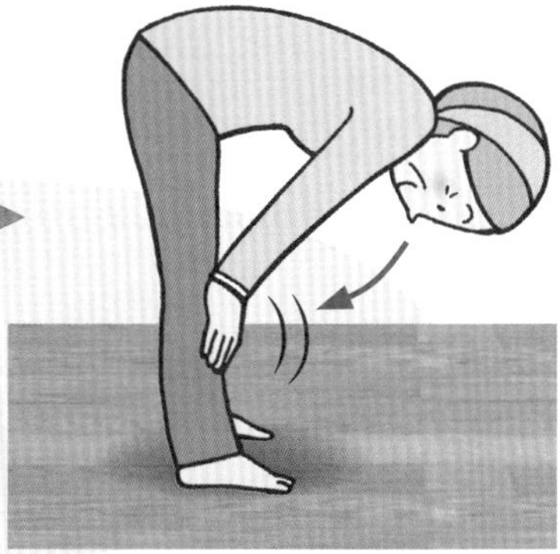

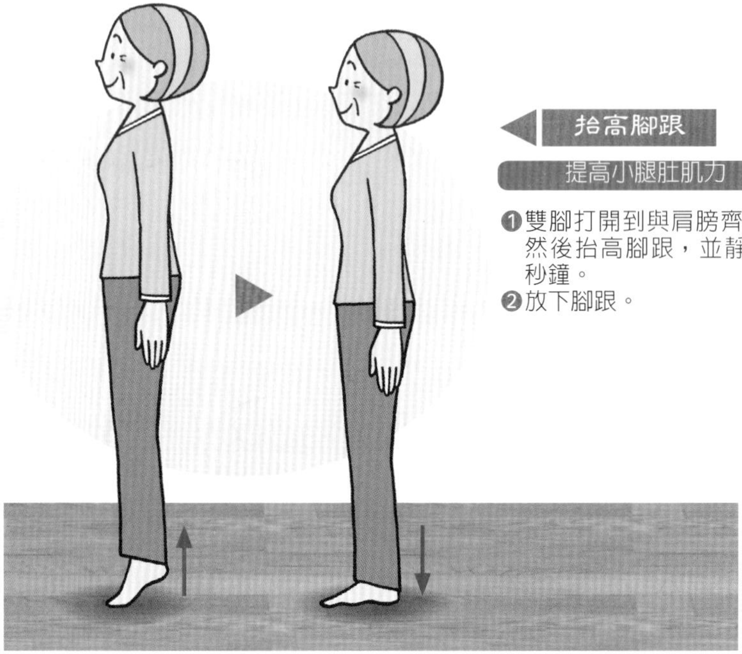

抬高腳跟

提高小腿肚肌力

❶雙腳打開到與肩膀齊寬，然後抬高腳跟，並靜止 5 秒鐘。
❷放下腳跟。

抬高腳尖

提高小腿肌力

❶坐在椅子上，然後在保持雙腳腳跟貼地的狀態下，將雙腳腳尖抬高，並靜止 3～5 秒鐘。
❷放下腳尖。

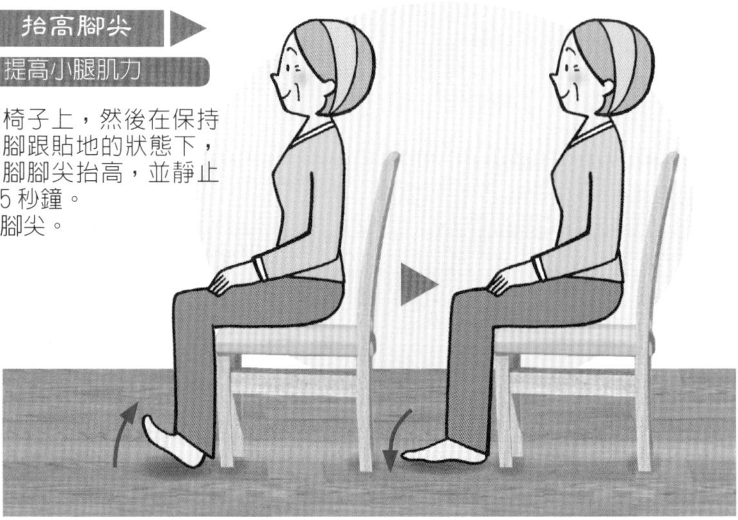

提高身體功能的運動② 腿、腰、腹部的肌力訓練

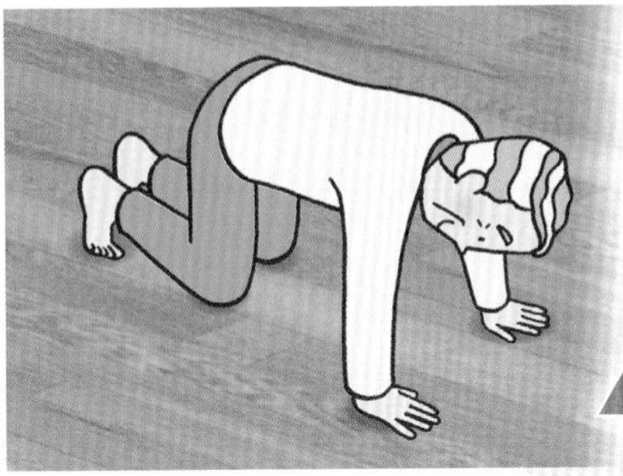

伏地挺身

提高腰部肌力

❶將四肢趴在地上。
❷稍微彎曲雙手手臂，然後靜止 3～5 秒鐘。
❸慢慢恢復原來的姿勢。

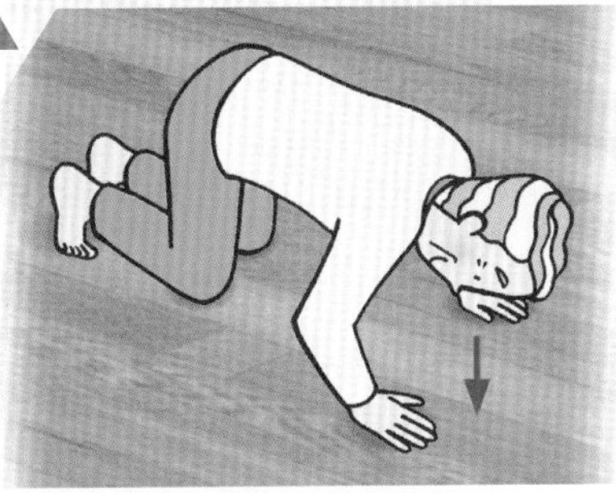

仰臥起坐

提高腹部肌力

❶仰躺在地上，然後將雙腳膝蓋豎起來。
❷雙手交握在後腦勺，然後慢慢抬起上半身，並設法看向肚臍方向，然後靜止 5 秒鐘。
❸慢慢恢復原來的姿勢。

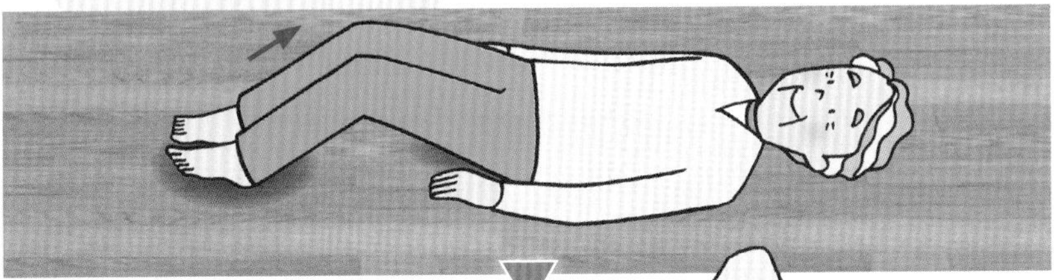

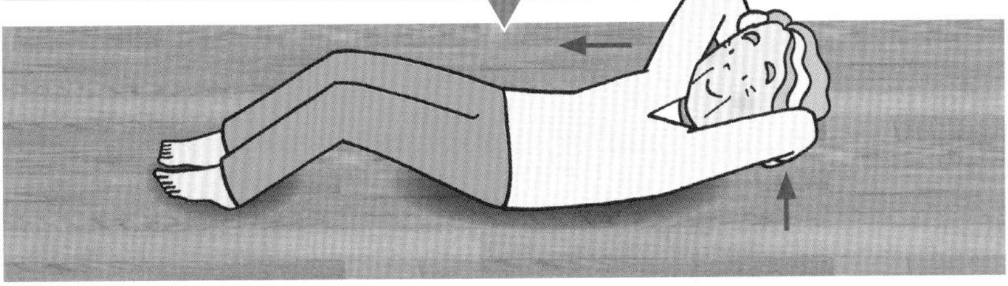

原則上各拉筋操、肌肉訓練，一回要做 5～15 次，一天必須做 2～3 回，但視自己的身體狀況及健康情形而定，必要時應調整次數，重點是以自己做起來覺得舒服的程度爲主。

!? 整頓環境以預防跌倒

在身體功能還維持正常狀態的年輕時代，感覺沒什麼大不了的高低落差，上了年紀後，往往會帶來意外，所以有高低落差的門檻、易滑的地板、陰暗處等，家裡隨處可見的地方，都是會造成跌倒的主要場所。要預防跌倒，就必須整頓環境，設法讓老人「不會絆到」、「不會滑倒」。在此稍微整理了一下有效預防跌倒的居家環境整理法，不妨參考看看，重新檢視自己的居家環境。

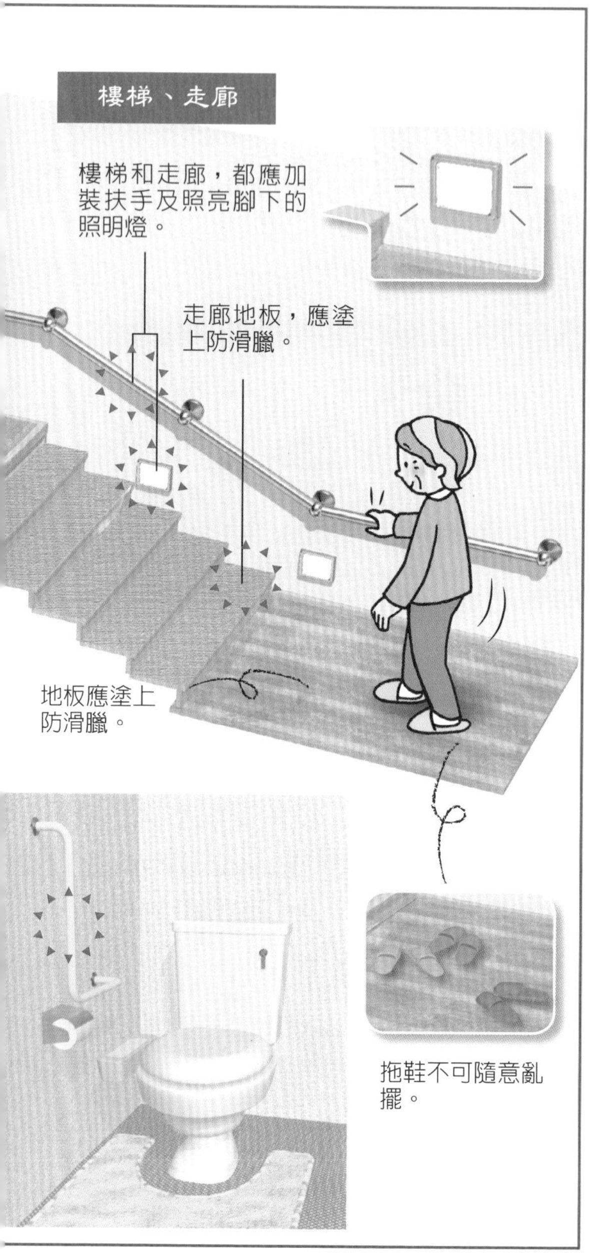

樓梯、走廊
樓梯和走廊，都應加裝扶手及照亮腳下的照明燈。
走廊地板，應塗上防滑臘。
地板應塗上防滑臘。
拖鞋不可隨意亂擺。

預防跌倒的居家環境設計

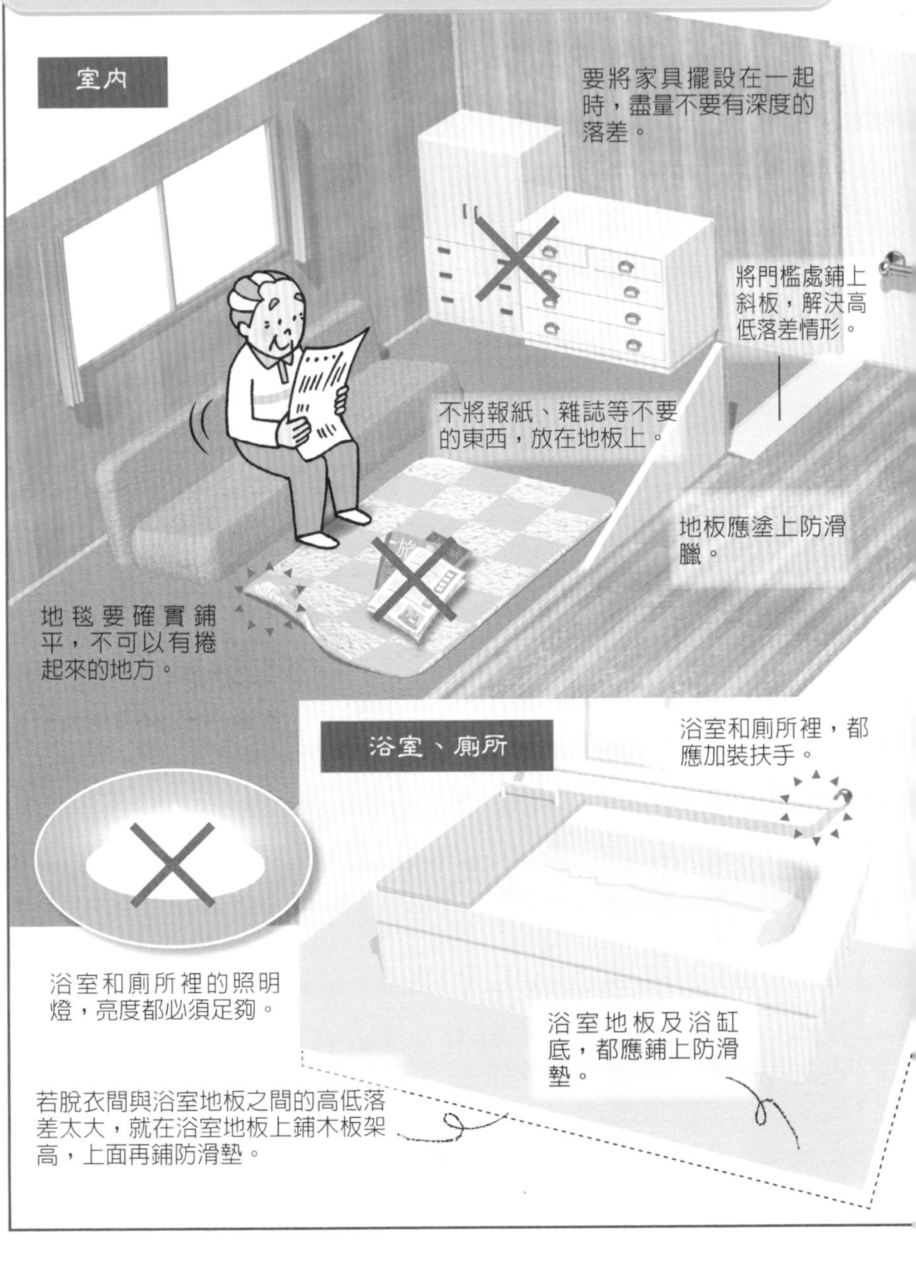
室內
要將家具擺設在一起時，盡量不要有深度的落差。
將門檻處鋪上斜板，解決高低落差情形。
不將報紙、雜誌等不要的東西，放在地板上。
地板應塗上防滑臘。
地毯要確實鋪平，不可以有捲起來的地方。
浴室、廁所
浴室和廁所裡，都應加裝扶手。
浴室和廁所裡的照明燈，亮度都必須足夠。
浴室地板及浴缸底，都應鋪上防滑墊。
若脫衣間與浴室地板之間的高低落差太大，就在浴室地板上鋪木板架高，上面再鋪防滑墊。

控制牙菌斑，永保「牙齒能咬東西」

掉牙被認為與罹患阿茲海默症有關，而以往的日本人，大多因為「蛀牙」而掉牙，但隨著生活型態的改變以及老化等因素，最近反而是因為「牙周病」掉牙的人愈來愈多。大多數人都認為，上了年紀後牙齒會掉落，是無可避免的事，但其實只要正確預防並治療牙周病，還是能有效防止掉牙的情形。

牙周病是支撐牙齒的牙齦及齒槽骨（下巴的骨骼），逐漸受到破壞的一種疾病。當牙齒健康時，牙齒與牙齦之間會有1～2公釐的縫隙，並由牙齦及齒槽骨，牢固地支撐著牙根。但若牙齒與牙齦之間的縫隙囤積過多牙菌斑（牙垢）時，牙周病菌就會開始繁殖，最後引發感染，而當這種感染情形，導致牙肉（牙齦）等處發炎時，就稱為牙周病。一旦發炎情形持續惡化，破壞了齒槽骨，有時就有可能掉牙。

引發牙周病的直接原因，就是附著在牙齒表面、牙間、牙齒與牙齦之間縫隙等處的牙菌斑。要預防牙周病，就必須正確刷牙，並保持牙間清潔，避免囤積牙菌斑（控制牙菌斑）。不過由於牙菌斑的附著力非常強，一旦囤積過多而形成牙石，有時只靠刷牙等方式，也不容易將牙石去掉，所以最好每年都能到牙科就診2次，請牙醫師幫忙去除牙石，並檢查是否有牙周病。

吸菸也是罹患牙周病的一大危險因子，因此甚至有牙醫師明白表示，若病患不戒菸，就無法幫病患治療牙周病。由此可見有吸菸習慣的人，不只要好好照顧牙齒，更必須先戒菸再說（參考三十六頁）。

從今天開始實踐！控制牙菌斑

刷牙

1 刷牙時不能太用力，並慢慢地上下刷動。
2 以容易囤積牙菌斑的牙齒與牙齦之間為主，集中火力多刷幾下。
3 牙刷應與牙齒保持 45 度角，並一顆一顆慢慢刷。

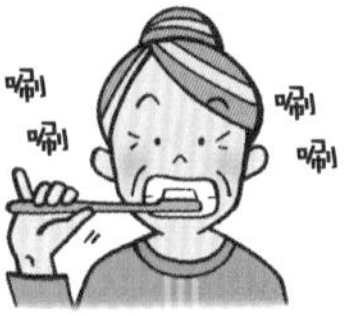

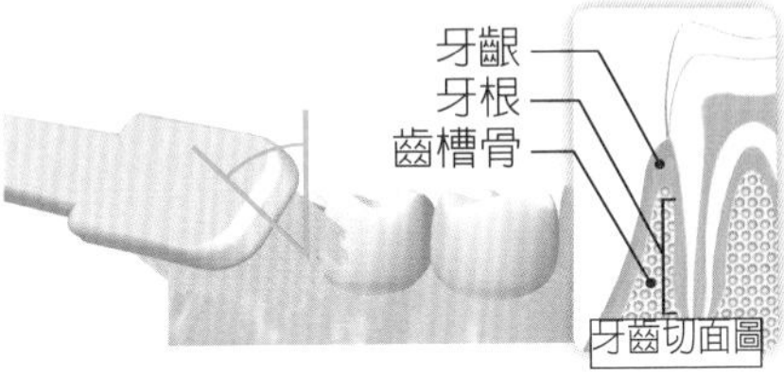

牙間清潔

牙線使用法

基本拿法

1 將牙線拉出約 40 公分長後剪斷。
2 將牙線繞在單手中指上 2～3 圈，然後讓雙手中指維持 10～15 公分的距離後，再將牙線繞在另一手的中指上，但不要繞太緊。

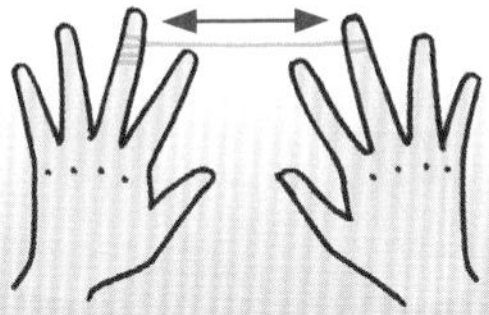

牙線使用法

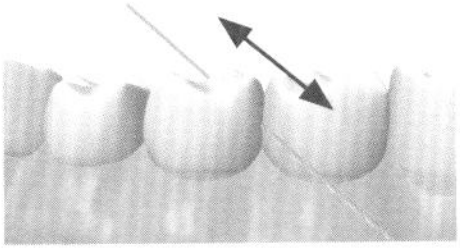

1 沿著牙齒側面，像在使用鋸齒一樣，慢慢地往下拉動牙線，讓牙線進入牙間。

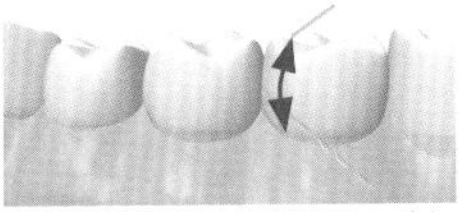

2 上下拉動牙線，讓牙線磨擦牙齒側面。

3 磨擦過牙齒的牙線，通常上面都會有牙菌斑，所以每清潔完一處後，就將使用過的該段牙線，繞在中指上，再拉出另一邊乾淨的牙線，繼續清潔牙齒。

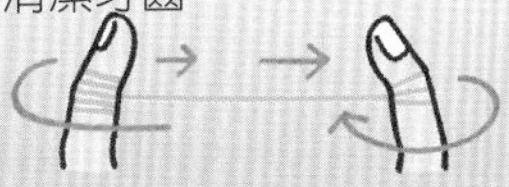

牙間刷

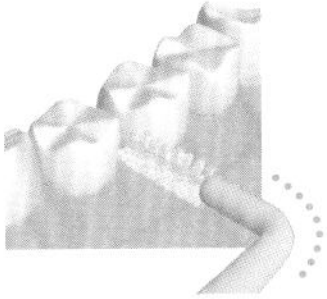

1 依據要清潔的部位，將牙間刷彎曲成容易使用的角度。

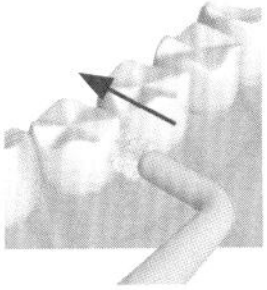

2 慢慢將牙間刷插進牙間，並注意不可傷到牙肉。

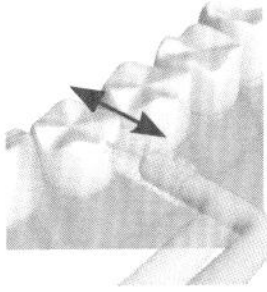

3 像在使用鋸齒一樣，往前後拉動數次。

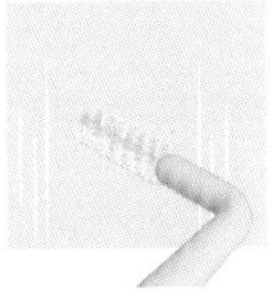

4 使用完後，應用清水洗乾淨，再晾乾。

※ 約一星期就要換新

積極享受生活

以前的人都說「只要平常多用腦，就不用擔心會癡呆」，實際上有許多研究，都發現只要多使用頭腦，就能有效預防失智症，其中最有效的預防方式，就是要罹患失智症之際，集中使用最早開始低下的功能，以促使該功能的代償功能發達。

要罹患失智症之際，會率先低下的功能有「事件記憶（或稱情節記憶）」及「執行功能」。事件記憶是指「何時、何處、發生什麼事」等，「與自己的經驗及事件有關的記憶」，例如「前天到醫院去探望住院朋友」的記憶。另一方面的執行功能，則是指計劃並執行事物的功能（企劃），以及同時注意並執行複數件事的功能（稱為分割性注意力功能）等，只要集中使用這些功能，就能有效鍛鍊腦力。

不必因為聽到事件記憶及執行功能的專有名詞，就覺得好像很複雜，事實上做料理或旅行、園藝、打電腦等嗜好活動，以及下棋、打麻將、玩撲克牌等遊戲，都含有許多能刺激事件記憶及執行功能的要素，只要設法自行創造、設計並執行這些活動，就能抑止腦的智能功能低下，甚至有可能反而提高功能。簡單地說，只要積極享受生活樂趣，就能有效鍛鍊腦力，進而預防失智症。

享受生活樂趣能預防失智症的理由

要罹患失智症之際會低下的功能
就是「事件記憶」及「執行功能」

事件記憶	執行功能

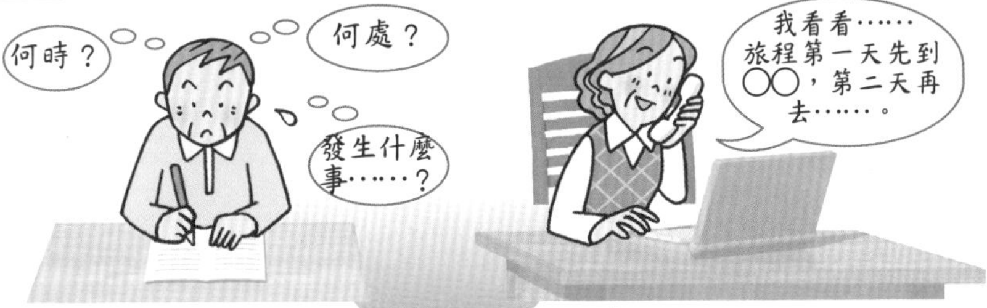
何時？
何處？
發生什麼事……？
我看看……
旅程第一天先到〇〇，第二天再去……。

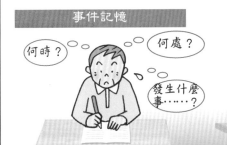

事件記憶	執行功能
與自己的經驗及事件有關的記憶	執行計劃及同時執行多件事的功能

能抑止這些功能低下的關鍵，就是「享受生活樂趣」，包括……

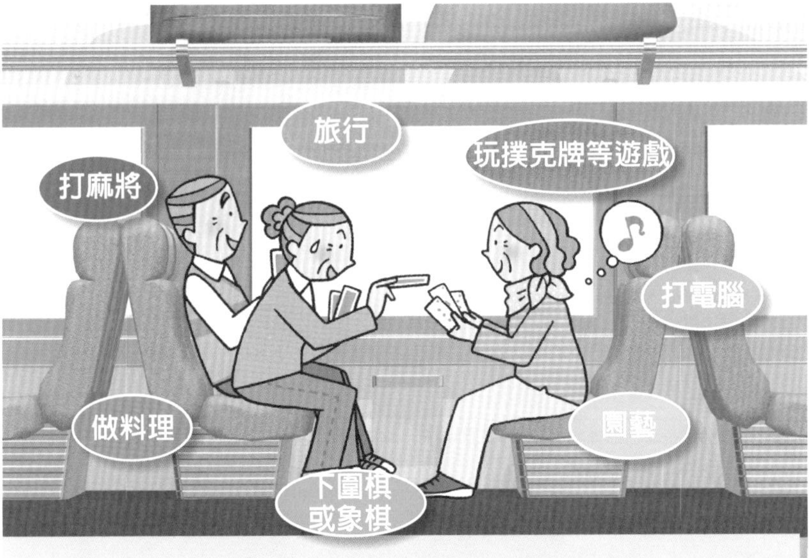
旅行
玩撲克牌等遊戲
打麻將
打電腦
做料理
園藝
下圍棋或象棋

日常生活裡，隱藏著許多能刺激腦功能的要素，只要積極享受生活，就能有效鍛鍊腦力，進而預防失智症。

與人及社會互動，能有效刺激腦

瑞典曾進行過一項流行病學研究，結果發現獨自一人生活，且沒有家人或朋友來訪的受驗者，一年當中罹患失智症的比率，為一千人當中有一百六十人；另一方面，與家人同住，且每星期至少一次會有朋友或兒女等人來訪的受驗者，發病率為一千人當中只有20人，顯示當人們在日常生活中，只要能與他人、以及與社會保持互動，就不容易罹患失智症。

一般認為長期閉鎖在家裡，經常處在孤立狀態下的人，比較容易罹患失智症，因為經常與人互動的人，外出機會自然比較多，就能接受來自外界的各種刺激，何況與人見面並交談時，總是需要使用到頭腦，而且因為會在意周遭人的眼光，所以也會很注意自己的服裝儀容，就各方面來說，都有效讓腦活化起來。不僅如此，與各式各樣的人互動，甚至擬定與朋友外出的計劃等，都是令人開心的事，也能讓人因此對生命感到價值，進而充滿活力。

所以不僅要好好與家人保持交流，也要與知心好友、熟人維持互動，更要積極參加社區的老人會、同好會等活動，因為新朋友及新事物都能成為刺激，說不定還能因此擴展自己的興趣及行動範圍。

平常很不擅長與人互動的人，不妨先從尋找對方的優點開始，並帶著感謝之心來與人互動。不過若一方太過依賴另一方，這種人際關係往往會引發不平、不滿，為避免這種人際關係帶來的壓力，與人建立人際關係時一定要注意平衡。

雀躍興奮都能讓腦活化起來

習慣將自己關在家裡的 A 太太

經常與人互動的 B 先生

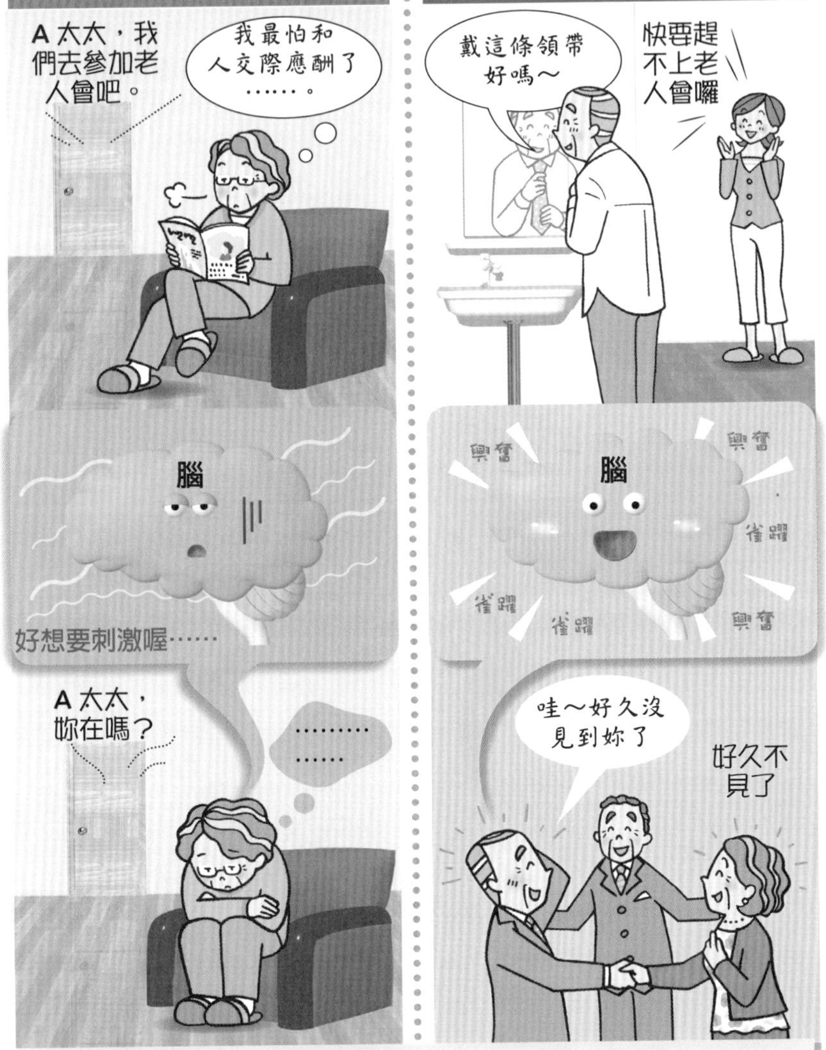
A 太太，我們去參加老人會吧。
我最怕和人交際應酬了……。
腦
好想要刺激喔……
A 太太，妳在嗎？
………
……
戴這條領帶好嗎～
快要趕不上老人會囉
興奮
興奮
腦
雀躍
雀躍
雀躍
興奮
哇～好久沒見到妳了
好久不見了

與他人及社會擁有良好互動的人，比較不容易罹患失智症。

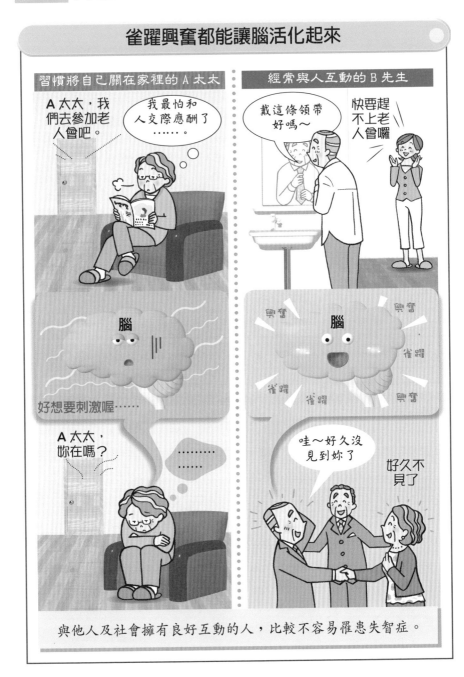

「腦部健檢」能及早發現腦病變的情形

特別提醒
column

在各種疾病中，有些疾病只要一發病，就會立刻出現明顯的症狀，有些疾病卻很少出現自覺症狀。但不論是什麼疾病，關鍵都在於及早發現、及早治療，有些疾病一旦錯失黃金治療時間，往往就很難治療，嚴重時甚至可能死亡。

以日本為例，政府一向非常獎勵國民要定期接受免費或自費的健康檢查，以期及早發現並預防癌症及生活習慣病等，缺乏自覺症狀的疾病。不過一般的免費或自費健康檢查，主要目的都在檢查全身的狀態，並沒有包含詳細檢查腦狀態的項目。

因此近年來開始普及的，就是以腦疾為主要目標的健康檢查「腦部健檢」。

腦部健檢是以毫無症狀的人為對象，檢查是否有腦疾或腦血管疾病，以及是否帶有危險因子，以預防疾病的發病或惡化。實際上所進行的檢查項目，會依據醫療機構而多少有異，不過通常都包含問診、腦部 MRI 或 MRA 等攝影檢查、心電圖檢查、血液檢查、尿液檢查等，有些醫療機構，甚至會提供頸部血管超音波檢查，以及認知功能檢查等項目。

腦部健檢能發現的疾病，主要有腦梗塞、腦動脈瘤、腦動脈畸形、腦腫瘤、蜘蛛網膜下出血、短暫性腦缺血發作（俗稱「小中風」）等，而攝影檢查則能發現腦部萎縮的情形，有時能因此診斷出失智症。由於輕度失智症，通常都能正常過生活，因此有不少人是在接受腦部健檢後才發現自己有失智症。

腦部健檢還能有效預防引發失智症的腦中風，所以即使沒有任何自覺症狀，最好還是 2 ～ 3 年接受一次腦部健檢，才能更安心地度過日常生活。

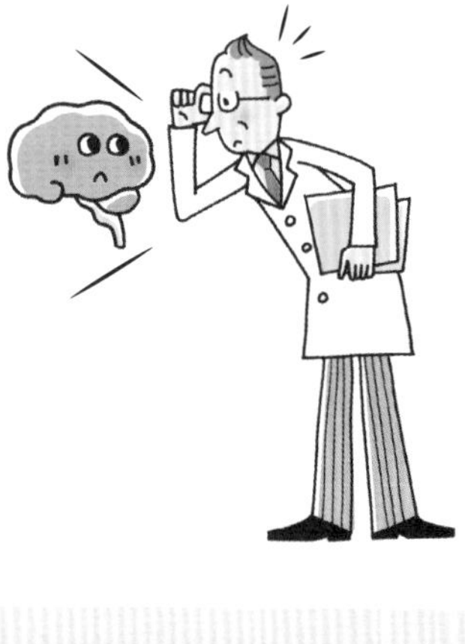

第2章

The second chapter

正確理解失智症

「失智症＝失去人格的疾病、會出現問題行為的疾病」，相信有不少人都有這樣的誤解吧？欲積極面對失智症，以及擁有失智症的老人，一定要正確理解這個疾病。

萬一被診斷為失智症——正確理解這個疾病

失智症並非等同於會引發問題行為的疾病！

許多人提到失智症時，都會過度強調病患半夜起來徘徊，或大喊「錢包被偷了」而引起騷動……等種種會讓家人感到困擾，甚至陷入混亂的行為，導致許多人對失智症存在不必要的過度恐懼。其實「失智症」並非同等於「會引發問題行為的疾病」，失智症雖然存在共通的症狀，但也存在因病患而異的症狀。

病患都會有的共通症狀，包含記憶障礙及判斷力障礙、定向感障礙、失用、失認、失語等，腦神經細胞遭到破壞所引起的症狀，這些症狀被稱為「核心症狀」。

另一方面，徘徊、妄想、口出惡言、暴力等精神症狀及異常行為，被稱為「周邊症狀」，並非失智症的本質性症狀。周邊症狀是以核心症狀為背景，加上環境及人際關係、病患本身的個性、經驗、當時的身體狀況等，各種因素複雜地重疊在一起時，才會出現，而且呈現方式會因人而異。

就核心症狀的一連串智能功能低下情形來說，要採取適當的應對方式並不難，因為儘管失智症病患的智能功能會低下，但許多人仍能順利地過生活。

實際上會讓家人深受困擾，造成家人莫大負擔的是周邊症狀，只是周邊症狀畢竟來自核心症狀夾雜混亂及不安的因素，所以只要依據發生當時的狀況，採取適當的應對法，就能有效預防或減輕症狀。

失智症的核心症狀及周邊症狀

周邊症狀

核心症狀＋環境、人際關係、身體狀況、病患本身的個性及經驗等因素夾雜在一起，所引發的症狀，不見得一定會伴隨疾病的惡化而出現。

- 幻覺
- 妄想
- 譫妄
- 睡眠障礙
- 不安、焦躁
- 愛爭辯、過動
- 沮喪
- 依賴
- 口出惡言、暴力
- 飲食行為異常
- 無意義作為（進行沒有目的或意義的行為）
- 抗拒照護
- 徘徊
- 尿失禁、不潔行為

核心症狀

腦神經細胞遭破壞所引發的症狀，依破壞程度而定，症狀有可能惡化。

■記憶障礙
記不住新的事物

■判斷力障礙
無法依事物道理來思考

■執行功能障礙
無法擬定計劃、執行順序、步驟

■解決問題能力障礙
無法對意外狀況做出回應、只會陷入混亂

■定向感障礙
不知道今天是幾日、自己目前的所在地等

■失用、失認、失語等
失用＝不知道衣服的穿法、工具的使用法等
失認＝不知道眼前的東西是什麼
失語＝想不起東西的名稱、無法理解人們所說的話

⁉病情惡化才會出現「什麼都不知道」「什麼都不會」的情形

一旦被診斷出有失智症時，有不少人會絕望地認為「我們家的奶奶，再也不是以前的奶奶了……」，但其實病患並不會突然間就全部忘掉所有的人事物。儘管失智症的發展過程會因人而異，但基本上都能大致分為初期、中期、後期的三個階段。

在失智症的初期，病患的記憶力會逐漸低下，因此常常出錯，也會為了解決問題而經常找藉口，甚至會忘記剛剛才發生過的事，不斷重複提問，也會開始忘記日期及時間，更無法自行管理金錢等。病患還會因為不安而感到焦躁、沮喪、意願低下、甚至開始對周遭顯得漠不關心。但在這個時期裡，只要有家人的支持，就能度過正常的生活。

到了中期時，病患會無法依據天氣或季節來選穿衣服，也無法自行管理自己所服用的藥物，也會忘記洗衣機的使用法、廁所的位置等，開始需要旁人協助才能度過日常生活。由於病患會不知道自己目前的所在地、目前發生的狀況，很容易陷入混亂及不安，更容易因此採取暴力行為，甚至出現幻覺、妄想、徘徊等行動障礙。這個時期對家人來說，會非常痛苦，但仍應理解並關懷病患，才能協助病患減輕這些周邊症狀。

到了失智症後期，病患甚至會連家人的長相、穿衣服、入浴、吃飯、排泄等方式及順序，全都忘記，若沒有人在旁全面協助，就完全無法生活，而且也無法透過語言來與人溝通，最終會惡化成幾近癱瘓的狀態。

失智症會如此惡化

失智症的發展過程會因人而異，但一般來說，「阿茲海默症」的發病過程比較溫和，惡化速度也比較緩慢，但「血管性失智症」的症狀，則會隨著發作次數，呈現階梯式下降的惡化情形。

阿茲海默症的發展過程

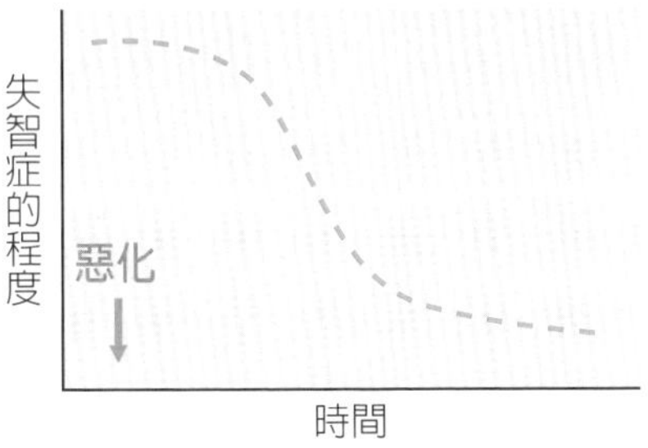
失智症的程度
惡化
時間

血管性失智症的發展過程

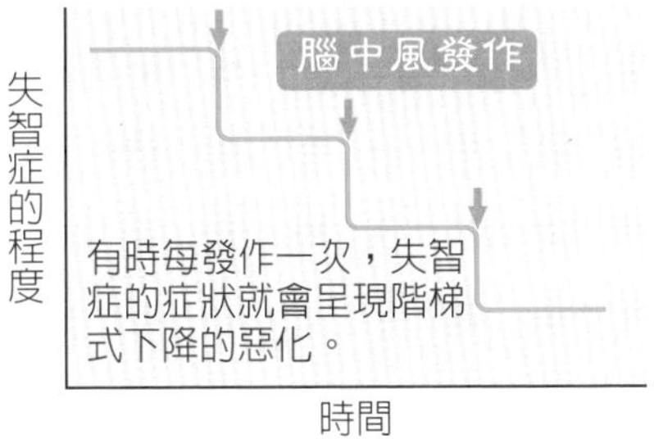
腦中風發作
失智症的程度
有時每發作一次，失智症的症狀就會呈現階梯式下降的惡化。
時間

失智症的發展過程可分為下列 3 階段

初期 2~3年

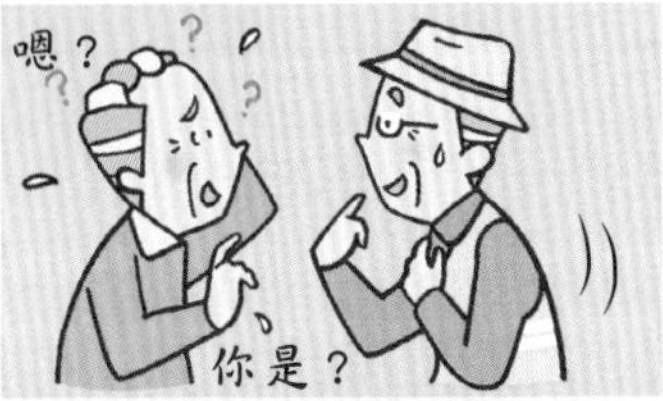
嗯？
你是？

記憶力逐漸低下，會因此陷入焦慮、沮喪等情緒，但只要有家人的支持，就能正常過日。

中期 4~5年

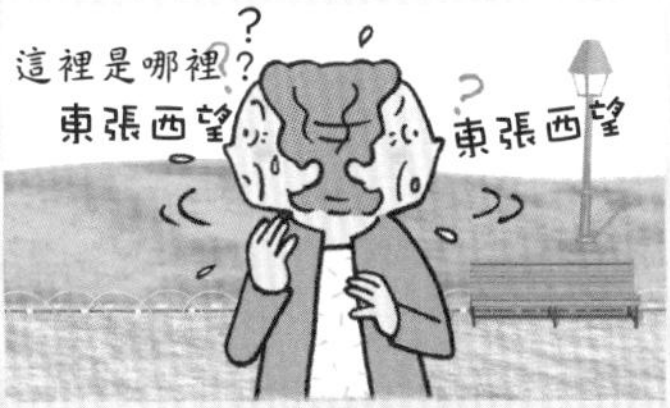
這裡是哪裡？
東張西望
東張西望

不知道自己目前的所在地及狀況，日常生活開始需要旁人協助。

後期 2~3年

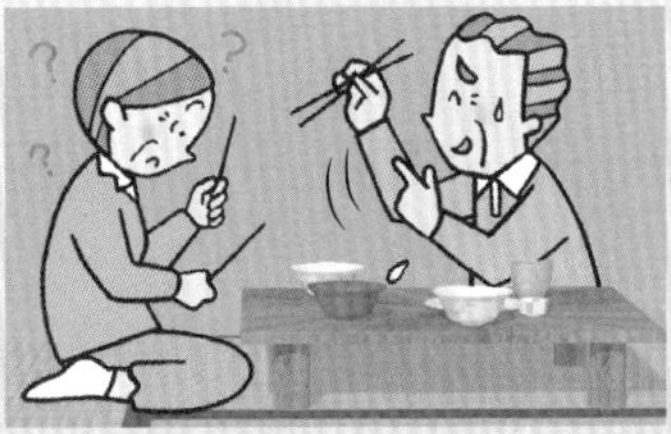

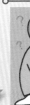

開始無法透過語言來與人溝通，日常生活需要有人在旁全面協助。

!? 並非無法治療

失智症截至目前為止，還沒有找到完全根治的治療法，因此有不少人會因為「反正治不好」而早早放棄，變得愈來愈悲觀，但其實「失智症沒有治療法」，是一個天大的誤會。

在各種失智症當中，有些是起因於其他的特殊疾病（參考七十二頁），此時只要及早治療該疾病，就能治好失智症。至於其他的失智症，儘管目前還無法根治，但至少還是有適當的治療法及照護法，可以有效減輕症狀，甚至減緩疾病的惡化。若能有效控制徘徊及尿失禁等症狀，病患本身就能平靜地度過日常生活，當然也能減輕家人的照護負擔。無論如何，還是應該及早發現並治療疾病，才是最重要的事。

可惜實際的情形是，即使已經察覺到初期症狀，卻很少有人會立刻去醫院求診，基本上會積極求診的人不到一成，大多數人，都是在發病1～2年後，才去求診。或許這是因為初期症狀的記憶力低下，讓一般人認為「是上了年紀的關係」，才會錯失發現疾病的時機，加上失智症一向令人恐懼，才會有不少人想逃避現實。

但在此必須再度強調，失智症唯有及早發現、及早治療，才能減輕病患的症狀以及照護者的負擔，何況依據引發失智症的原因疾患而定，有些失智症還是有可能完全治好的。

接下來將針對失智症的發病原因及症狀，更進一步詳細說明，務必利用這個機會，好好認識清楚失智症，以免錯失治療機會而後悔不已。

察覺初期症狀時應立刻求診

失智症並沒有方法可以治療，這種說法……

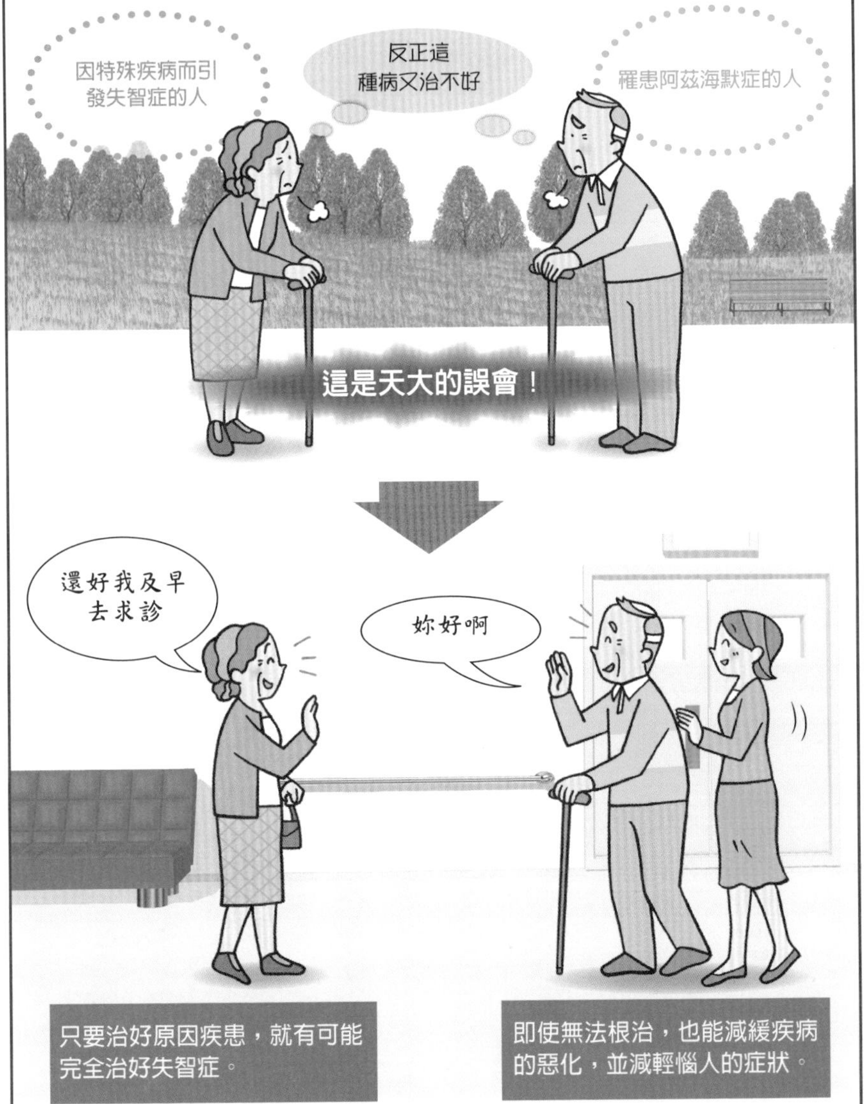
因特殊疾病而引
發失智症的人
反正這
種病又治不好
罹患阿茲海默症的人
這是天大的誤會！
還好我及早
去求診
妳好啊

只要治好原因疾患，就有可能完全治好失智症。

即使無法根治，也能減緩疾病的惡化，並減輕惱人的症狀。

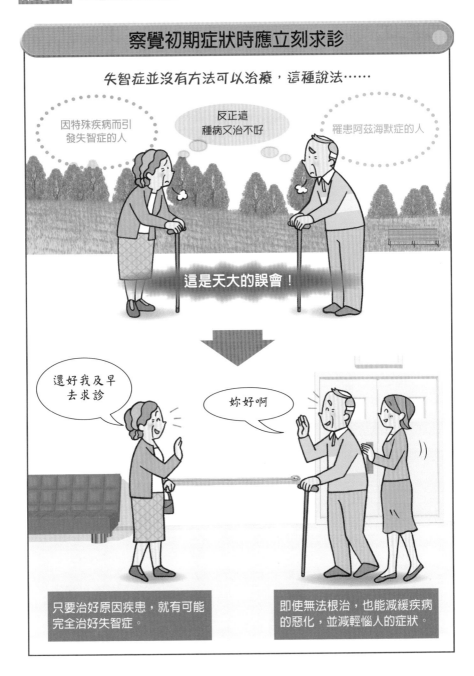

⁉ 失智症是什麼樣的疾病？

腦病變引發的認知功能障礙

失智症是腦裡的病變，引發認知功能障礙的一種疾病。有些人天生或小時候，因為腦神經細胞無法順利成長，而產生認知障礙，這種情形並非失智症，而是「智能障礙」。失智症是成人之後才會發生的疾病，此時已經發達的智能功能因故低下，才會讓日常生活變得愈來愈困難。

認知功能是指記憶語言、分析及判斷並執行事物等功能，是我們進行日常生活時不可或缺的功能，例如到超市去買晚餐菜時，我們會考慮今晚的菜色內容及必要的食材和份量，並回想家裡冰箱裡還有什麼食材，再來判斷到底要買哪些食材，而實際要購買時，還會比較及分析食材的鮮度和價格等因素，最終決定購買的食材。對我們來說，或許我們並沒有特別去意識要採取這些判斷及分析等行為，但即使只是一個購買食材的小小簡單行為，都讓我們驅使了自己的記憶力和判斷力、執行功能等認知功能。

負責掌控這種認知功能的部位，就是腦神經細胞，而失智症就是因故讓腦神經細胞遭受破壞，導致無法正常運作，才引起認知功能障礙的疾病。至於引發失智症的原因疾患，將於後詳細說明，因為依據原因疾患而定，腦神經細胞遭受破壞的區域，以及症狀的呈現方式等，都會有所不同。

負責掌控「認知功能」的腦架構

神經細胞主要分布在腦的表面，並集合在一起構成大腦皮質。大腦皮質可分為額葉、頂葉、顳葉、枕葉等 4 區，各有不同的作用。

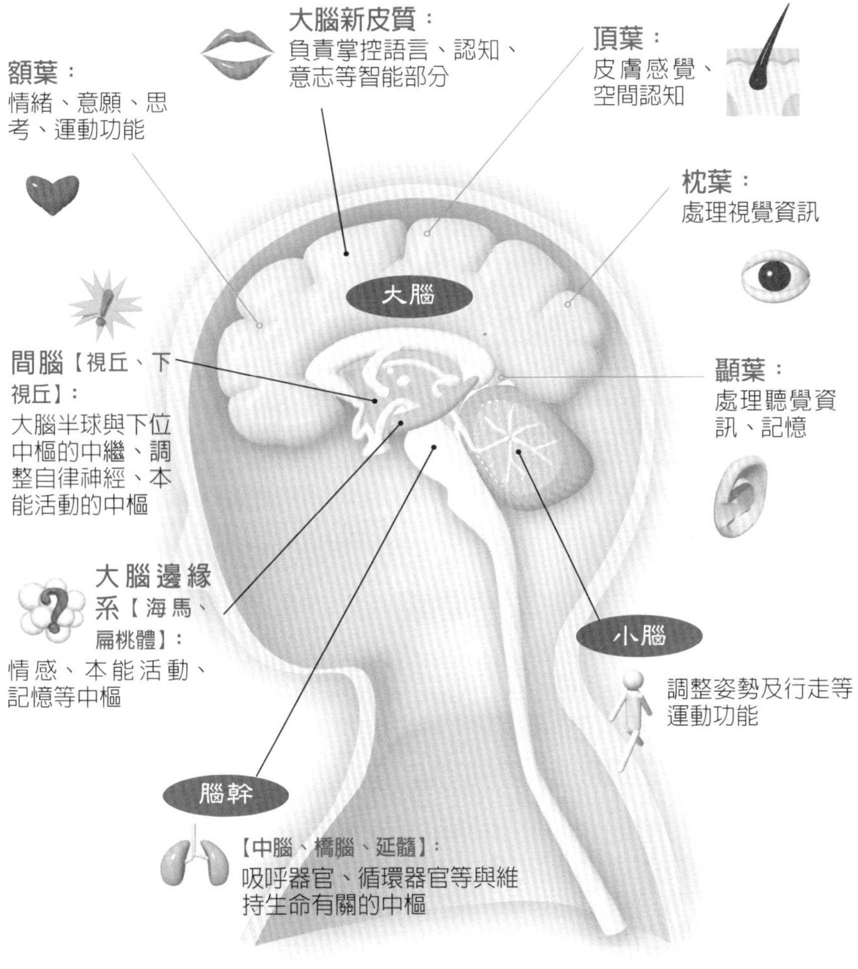
大腦新皮質：
負責掌控語言、認知、意志等智能部分
額葉：
情緒、意願、思考、運動功能
頂葉：
皮膚感覺、空間認知
枕葉：
處理視覺資訊
大腦
間腦【視丘、下視丘】：
大腦半球與下位中樞的中繼、調整自律神經、本能活動的中樞
顳葉：
處理聽覺資訊、記憶
大腦邊緣系【海馬、扁桃體】：
情感、本能活動、記憶等中樞
小腦
調整姿勢及行走等運動功能
腦幹
【中腦、橋腦、延髓】：
吸呼器官、循環器官等與維持生命有關的中樞

代表性的核心症狀——記憶障礙

失智症的症狀，會以各種不同的方式呈現，但主要的症狀（核心症狀）就是認知功能障礙，而在眾多失智症的核心症狀當中，會最早出現的就是「記憶障礙」。儘管記憶力低下的情形，是所有上了年紀的人都會有的體驗，但失智症所引起的記憶障礙，與老化所帶來的健忘，性質卻完全不同。舉例來說，老化所帶來的健忘情形，是有可能想不起來今天早餐吃了什麼東西，但絕不會忘記今天有吃過早餐，但是有失智症的人，卻是會連有吃過早餐這件事都忘了，因此會說「我今天從早上到現在都沒吃到東西」，常常讓家人深受困擾。

記憶障礙又可分為「近程記憶障礙」與「遠程記憶障礙」。近程記憶障礙又稱為記憶力減退，主要症狀就是記不住新的事物，前面所提「忘記已經吃過早餐這件事」，就是近程記憶障礙的結果。由於病患會在日常生活中，開始忘記剛剛才發生過的事，因此會不斷重複問同一件事，而忘東忘西的情形也會愈來愈嚴重，最後連今天的日期也記不起來，不斷問人「今天是幾號？」「今天是星期幾？」

在失智症的初期階段裡，大多數病患的近程記憶障礙情形會很明顯，遠程記憶則能維持較好的狀態，但只要疾病開始惡化，就會逐漸出現遠程記憶障礙的情形。

遠程記憶障礙是指，開始忘記從以前就一直牢牢記住的事物、體驗、經驗，例如自己的生日、出生地、從事過的職業、（明明知道的）朋友和熟人的消息等，甚至會忘記一般常識，例如總統的名字、中秋節是幾月幾日等等。

近程記憶障礙及遠程記憶障礙

失智症的核心症狀是「記憶障礙」，而記憶力的低下，有來自老化及失智症兩個原因，但兩者的性質完全不同。

老化所帶來的記憶障礙

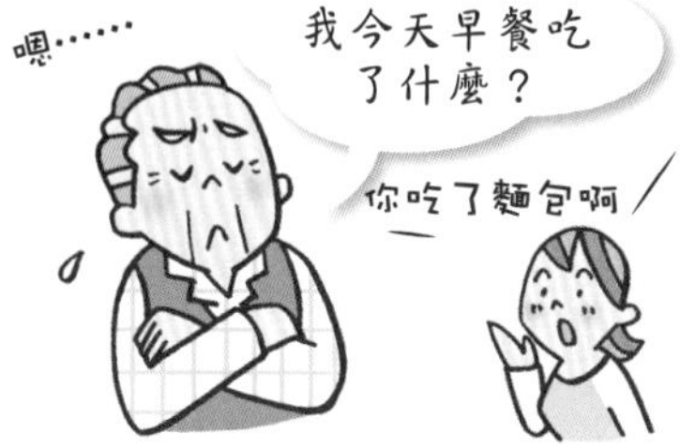
嗯……
我今天早餐吃了什麼？
你吃了麵包啊

忘記自己所吃過的東西

失智症所引起的記憶障礙

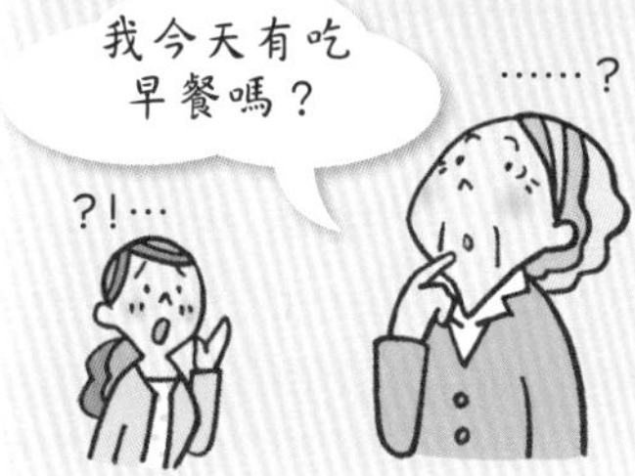
我今天有吃早餐嗎？
……？
?!…

忘記有吃過早餐這件事

失智症所引起的記憶障礙
又可分為兩種

近程記憶障礙

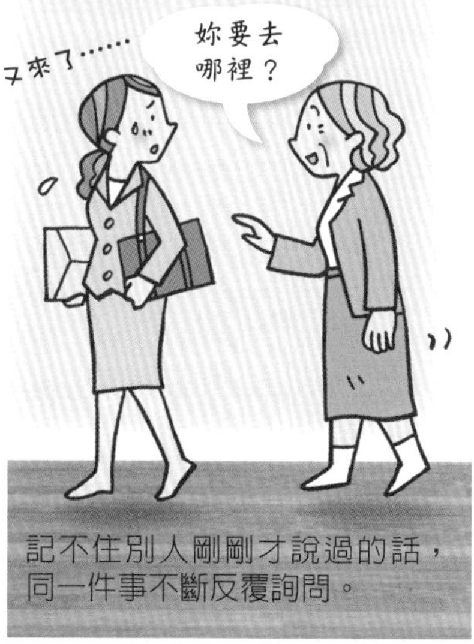
又來了……
妳要去哪裡？

記不住別人剛剛才說過的話，同一件事不斷反覆詢問。

遠程記憶障礙

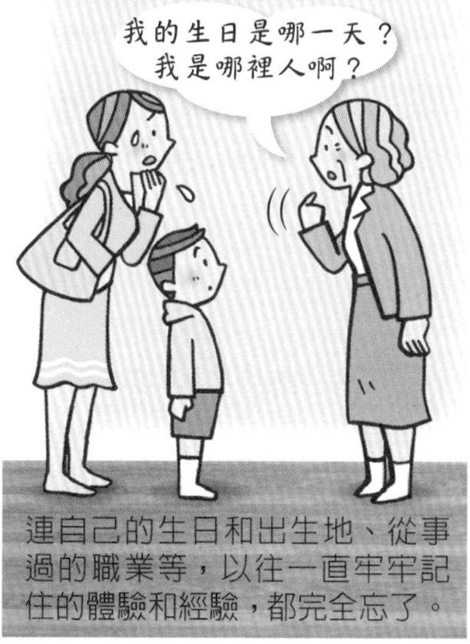
我的生日是哪一天？
我是哪裡人啊？

連自己的生日和出生地、從事過的職業等，以往一直牢牢記住的體驗和經驗，都完全忘了。

「判斷力」「執行功能」「定向感」障礙

認知功能一旦出現障礙，除了會有記憶障礙的情形外，還會有下列各種症狀。

1 判斷力障礙：無法照道理思考，也無法分辨真偽、善惡、可否。例如當水壺裡的水已經燒開時，若不趕緊將蓋子打開，通常熱水就會滿溢出來，而若蒸發過久，甚至有可能引發火災，所以一般人一定會做出判斷，趕緊關掉瓦斯。但有判斷力障礙的人，就無法做出正確的判斷，即使看到開水已經在眼前沸騰，也會沒有任何行動。此外，也會因為無法判斷「這個已經壞了，不能吃」，而毫不猶豫地吃下腐壞的食物，甚至因為無法判斷善惡，而不斷在商店裡順手牽羊。

2 執行功能障礙：無法擬定計劃、思考順序、掌握狀況來採取行動。例如做料理、洗衣服、打掃、買東西等，看似非常單純的作業，其實都必須依照一定的順序來採取行動，才有辦法完成，所以有執行功能障礙的人，都無法完成這些作業，導致以往做起來明明很有效率的家事，開始不斷出現失敗的情形，最後甚至根本做不來。有些人連自己的嗜好和平常每天都會做的事，也開始變得不會做，最後乾脆就放棄。

3 定向感障礙：會開始忘記時間和日期、人物等，例如「何時、在哪裡、誰」，因此常常將很久遠以前的事，當成昨天才發生似的述說，或在自己明明很熟的地方迷路，甚至明明在自己家裡，到了黃昏時，卻說「我差不多該告辭了」，轉身就走出家門外。若症狀持續惡化，最後就會連自己和眼前的人都不認得。

認知功能障礙所引起的 3 種障礙

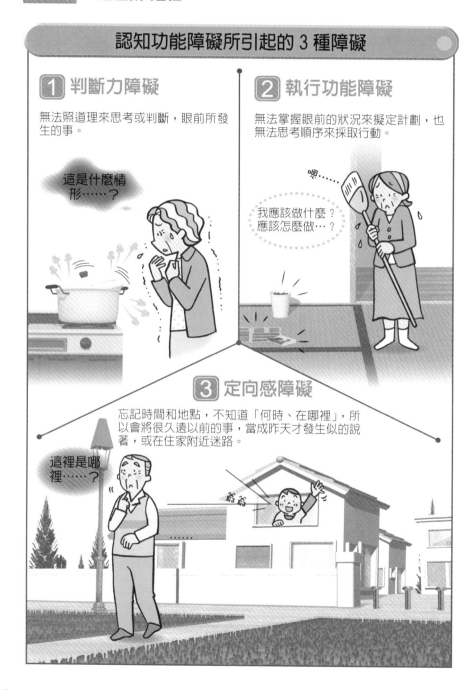

1 判斷力障礙

無法照道理來思考或判斷，眼前所發生的事。

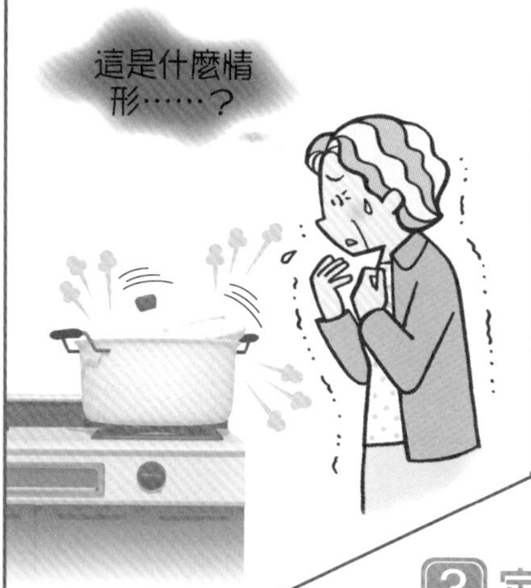
這是什麼情形……？

2 執行功能障礙

無法掌握眼前的狀況來擬定計劃，也無法思考順序來採取行動。

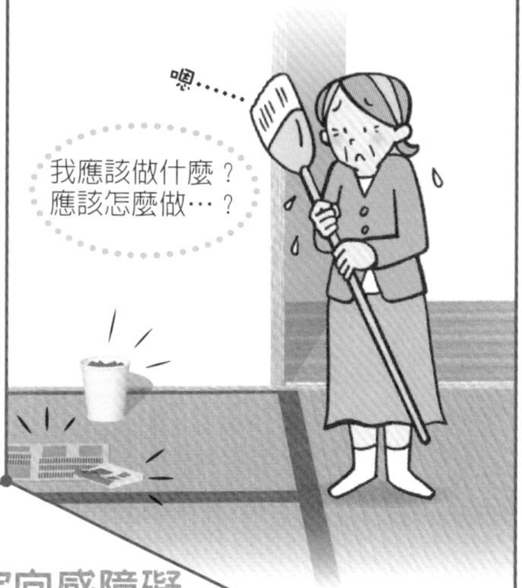
嗯……
我應該做什麼？
應該怎麼做…？

3 定向感障礙

忘記時間和地點，不知道「何時、在哪裡」，所以會將很久遠以前的事，當成昨天才發生似的說著，或在住家附近迷路。

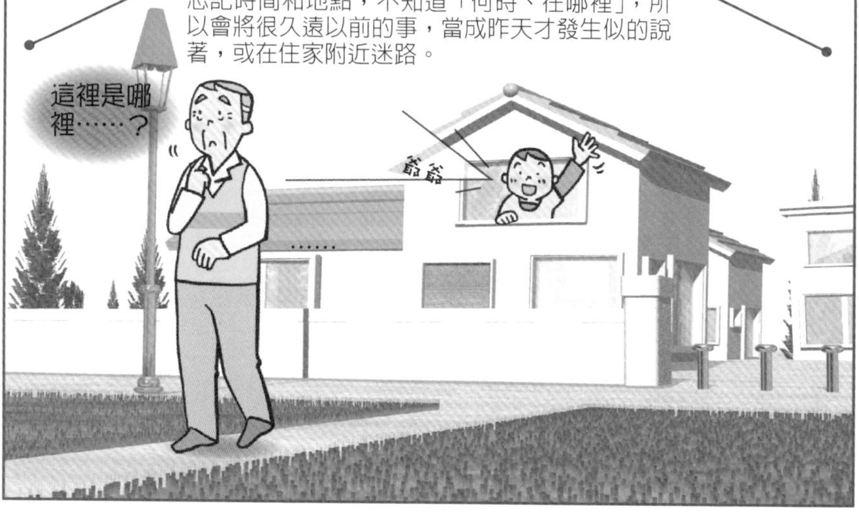
這裡是哪裡……？
爺爺
……

⁉讓日常生活變困難的「失語」「失認」「失用」

罹患失智症時，有時還會伴隨出現「失語」、「失認」、「失用」等症狀。

失語：指與人交談或對語言本身的使用，開始出現困難的情形。可分為無法順利說出話來的「運動性失語」，以及無法理解對方所說的話或語言的「感覺性失語」。運動性失語時，病患會愈來愈少講話，與人對話時，也會顯得很不順暢，需要相當努力，才有辦法說出話來。感覺性失語時，則會出現文不對題的情形，也會講出語意不明的話來，甚至無法複誦對方所說的話，例如即使對方要求「請你說說看貓這個字」，也會說成「喵」，無論如何糾正都沒有用。

失認：開始無法認知原本很清楚的事。失認的整類非常多，若是「視覺失認」，就會無法認知眼睛所看到的東西，所以看到茶杯時，不懂得那是茶杯，但只要用手觸摸，就有可能知道那是茶杯。若是無法分辨人們長相的「相貌失認」，就有可能連家人的臉都記不得。至於無法認知顏色的情形，就是「顏色失認」；能看見繪畫等細節部分，卻無法掌握整體狀況的情形，就是「同時性失認」；無法認知同一空間裡，自己和物體的位置關係，就是「視空間失認」。

失用：開始不知道物品的使用方法和動作，因此即使將牙刷和牙膏拿給病患，病患也不知道該如何使用，結果無法刷牙（觀念性失用）。若是「穿衣失用」，就會將衣服前後反穿，或扣錯鈕扣等，連穿衣服都有困難。此外，指示病患「請把手舉起來」時，明明沒有運動麻痺的情形，卻無法照辦，或要求病患「模仿」人們對物品的使用法時，卻無法順利模仿，這種情形就稱為「觀念運動性失用」。

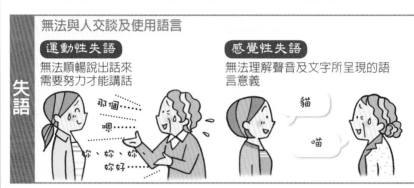

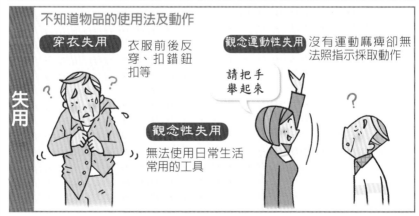

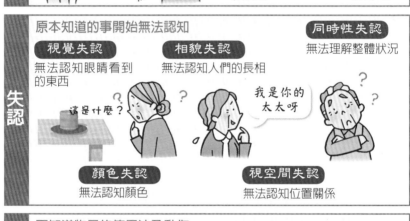

無法認知語言、人、物品、無法互動、無法進行日常動作

失語

無法與人交談及使用語言

運動性失語

無法順暢說出話來
需要努力才能講話

感覺性失語

無法理解聲音及文字所呈現的語言意義

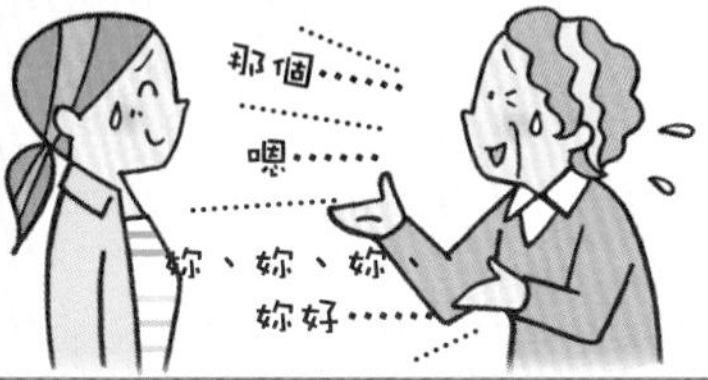
那個……
嗯……
妳、妳、妳
妳好……

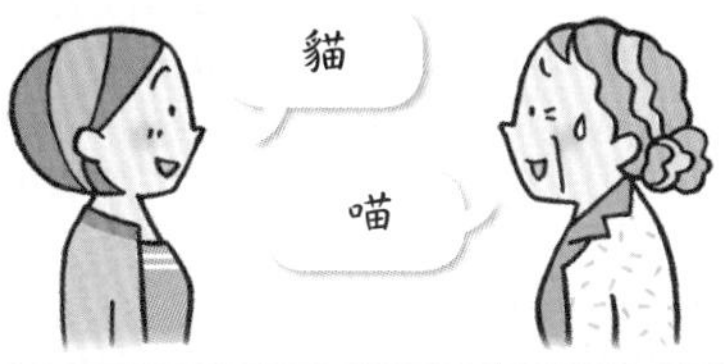

失認

原本知道的事開始無法認知

同時性失認

無法理解整體狀況

視覺失認

無法認知眼睛看到的東西

相貌失認

無法認知人們的長相

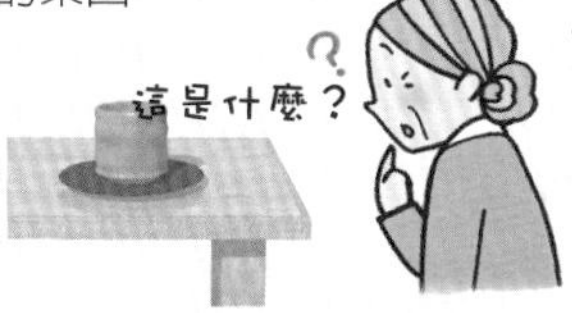
這是什麼？

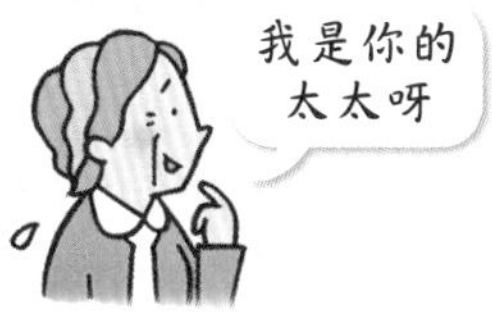
我是你的
太太呀

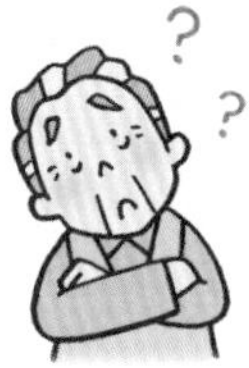

顏色失認

無法認知顏色

視空間失認

無法認知位置關係

失用

不知道物品的使用法及動作

穿衣失用

衣服前後反穿、扣錯鈕扣等

觀念運動性失用

沒有運動麻痺卻無法照指示採取動作

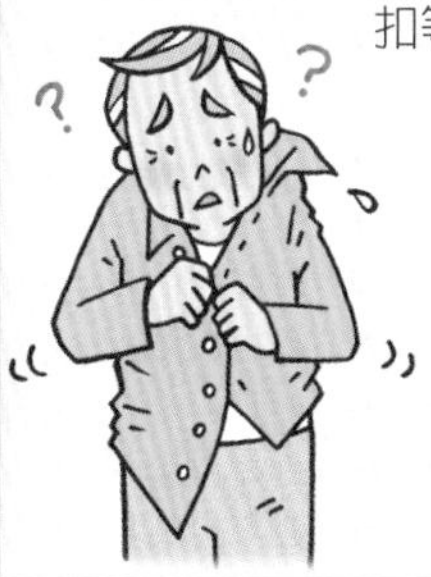

觀念性失用

無法使用日常生活常用的工具

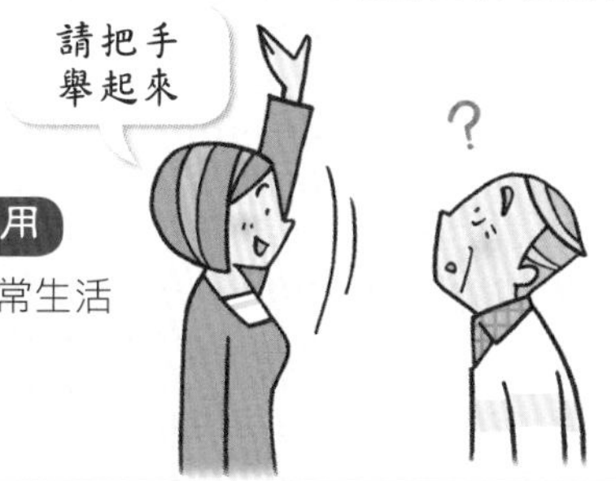
請把手
舉起來

!? 伴隨核心症狀出現的各種周邊症狀

一旦罹患失智症，不只會出現核心症狀，有時還會伴隨出現各種周邊症狀。基本上只要失智症發病，或病情惡化，就一定會出現核心症狀，而周邊症狀則是夾雜病患本身的個性、經驗、環境、身體狀況等複雜因素，在核心症狀之下出現的二次症狀。

在失智症初期，往往會有記憶力低下和判斷力低下等自覺症狀，讓病患因此感到不安和焦慮，而這種不安及焦慮情緒過強時，就會出現憂鬱症狀，引發失去意願、失去興趣、睡眠障礙等情形，甚至會出現幻覺及妄想。失智症的妄想，通常都是被害妄想，所以病患往往會大喊「媳婦偷了我的錢包」，不但引起騷動，更讓家人困擾不已。

當病情惡化時，身體上的感覺也會愈來愈遲鈍，所以大多數有失智症的人，都會有失禁的情形，甚至會把玩自己的大便。血管性失智症的病患，多為運動功能低下，所以比較少見到處徘徊的情形，但若是阿茲海默症病患，因為運動功能還很強，所以必須注意病患的徘徊現象。此外，由於認知功能障礙，所以只要事情不順遂，病患就會非常不安、焦慮、憤怒，甚至因此變得暴力，也常常會因為忘記已經吃過飯，而變成過食，或因為判斷力障礙的關係，導致採取異常的飲食行為。

這些周邊症狀的呈現方式，會因人而異，有些人幾乎沒有這種困擾，有些人雖然症狀很嚴重，但仍能透過藥物療法及適當的照護方式，得到某種程度的改善，可見事先理解周邊症狀的起因，是非常重要的應對關鍵（參考五十六頁）。

周邊症狀的呈現方式差異甚大

周邊症狀是以核心症狀為主，夾雜病患個人歷史的複雜因素，所出現的二次症狀。

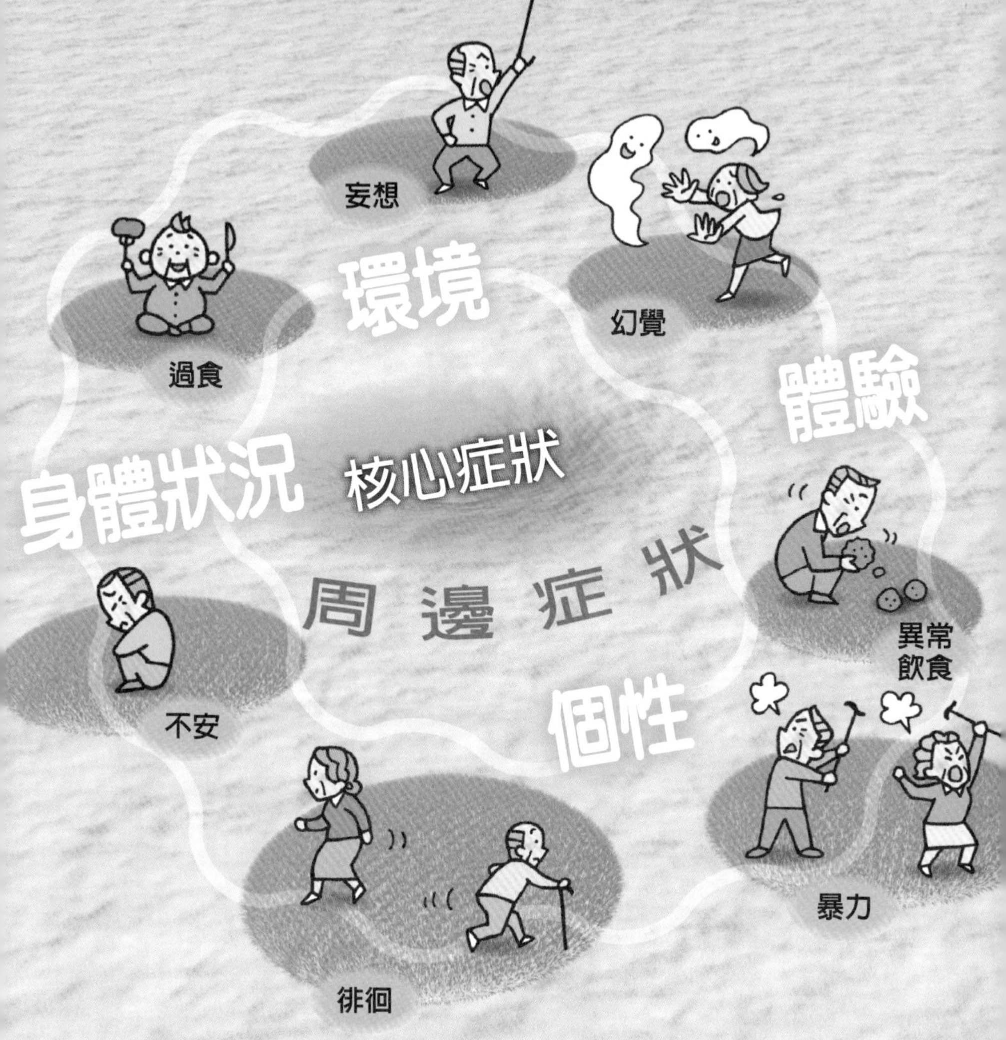
妄想
幻覺
過食
環境
體驗
身體狀況
核心症狀
周邊症狀
異常
飲食
不安
個性
暴力
徘徊

周邊症狀的呈現方式會因人而異，爲有效改善症狀，一定要事先理解症狀的起因。

失智症有許多不同的種類——失智症的原因疾患

失智症的兩大巨頭「阿茲海默症」與「血管性失智症」

在此就來探討看看，引發失智症的原因疾患。

一般認為引發失智症的疾病種類，至少有一百種以上，其中最具代表性的疾病，就是「阿茲海默症」與「腦血管障礙」。由阿茲海默症引起的失智症，又可稱為「阿茲海默型失智症」，而腦血管障礙所引起的失智症，就稱為「血管性失智症」。以日本的失智症情形來說，約有半數都屬於阿茲海默症，有三〇％屬於血管性失智症，加上兩者皆有的混合型失智症在內，總共占整體的八〇％。

在失智症的原因疾患當中，僅次於阿茲海默症及腦血管障礙的疾病，就是「路易氏體失智症」。「路易氏體失智症」（參考八十二頁）近年有增加的趨勢，目前已經約占整體失智症的一〇％。此外還有因慢性硬腦膜下血腫（參考八十四頁）、腦腫瘤（參考一九〇頁）、常壓性水腦症（參考八十四頁）、畢克氏症（參考一九〇頁）等，腦疾或外傷所引起的失智症，以及因庫賈氏病（參考一九一頁）和ＡＩＤＳ腦病變（參考一九一頁）等，傳染病所引起的失智症，因甲狀腺功能低下（參考一九一頁）和低血糖（參考一九二頁）等內分泌、代謝性疾病所引起的失智症，因酒精中毒和藥物中毒、維他命（B_1、B_{12}等）缺乏症（參考一九二頁）等所引起的失智症。其中有些原因疾患只要能被治好，就能改善失智症的情形，所以務必及早找出原因，並接受治療。

接下來將針對代表性的失智症，阿茲海默症及血管性失智症，詳細解說一番。

引發失智症的原因疾患

由腦疾或外傷引起	慢性硬腦膜下血腫、腦腫瘤、常壓性水腦症、畢克氏症
由傳染病引起	庫賈氏病、AIDS 腦病變
由內分泌、代謝性疾病引起	甲狀腺功能低下、低血糖
由酒精中毒、藥物中毒、維他命（B1、B12 等）缺乏症等引起	

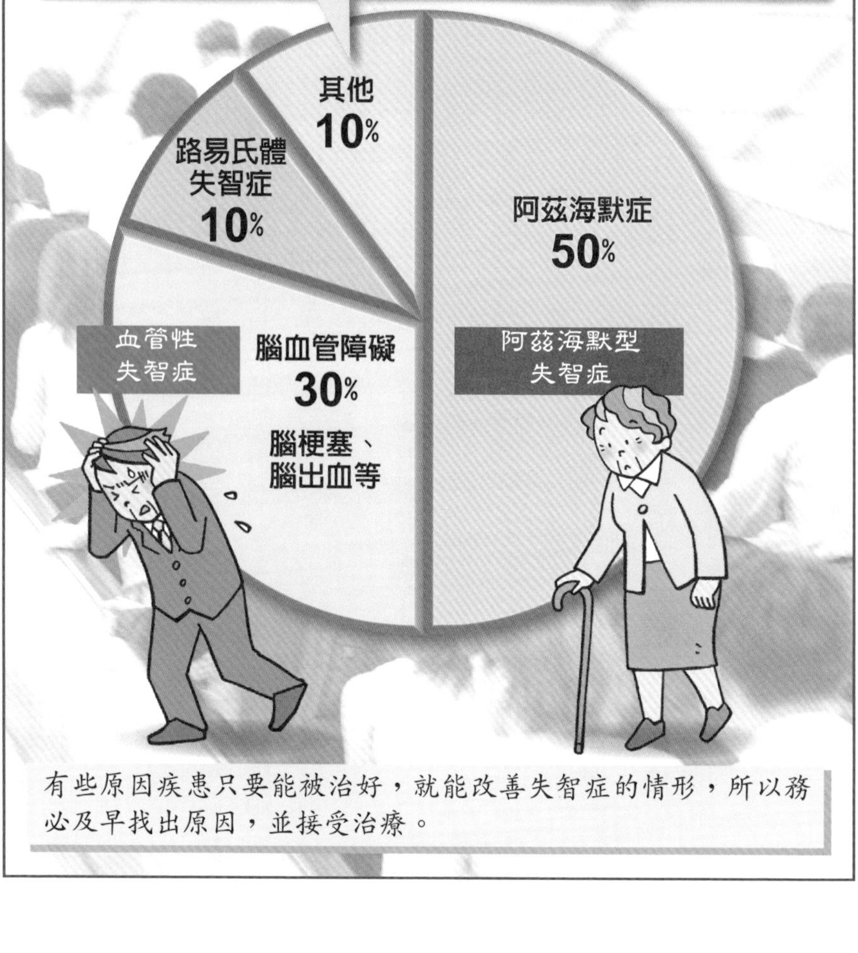
其他
10%
路易氏體
失智症
10%
阿茲海默症
50%
血管性
失智症
腦血管障礙
30%
腦梗塞、
腦出血等
阿茲海默型
失智症

有些原因疾患只要能被治好，就能改善失智症的情形，所以務必及早找出原因，並接受治療。

⁉什麼是阿茲海默症？

阿茲海默症是一九〇〇年代初期，由德國精神科醫師阿茲海默所發現的疾病，這種疾病好發在老人身上，而且是女性多過於男性，若以同年代來比較，女性的罹患率約為男性的一．五倍。

阿茲海默症的發病原因，至今還不清楚，但已經確定阿茲海默症病患的腦裡，會有幾種特有的病變情形。首先是阿茲海默症的病患腦裡，會有不正常的萎縮情形。基本上我們人類的腦神經細胞，會隨著年齡的老化而逐漸減少，在30～80歲的50年當中，腦會減輕約一百公克，但有阿茲海默症的人，卻會在發病後的幾年內，就減輕一百公克。

更進一步研究後發現，阿茲海默症病患的腦裡，會出現許多被稱為「老人斑」的斑點，而神經細胞裡，也會同時出現「神經原纖維糾結」的情形。神經原纖維糾結是蛋白質纖維化後，糾結在一起而來的物質。老人斑會從外部壓迫神經細胞，神經原纖維糾結則會從內部造成神經細胞萎縮，換句話說，就是這兩個物質在破壞腦神經細胞，造成腦的萎縮。

目前已經得知老人斑的真面目，就是特殊蛋白質「β澱粉樣蛋白」，而神經原纖維糾結，同樣也是特殊蛋白質之一的「滔蛋白（tau protein）」，當滔蛋白經過異常的磷酸化之後，就會形成神經原纖維糾結。不過不論是β澱粉樣蛋白，還是神經原纖維糾結，都並非只會出現在阿茲海默症上，只是一旦罹患阿茲海默症，這些物質就會異常增加，範圍也會跟著擴大，但不清楚原因為何。

阿茲海默症常見的腦病變

阿茲海默症好發在老人身上，且女性多於男性，罹患率約為男性的 1.5 倍。

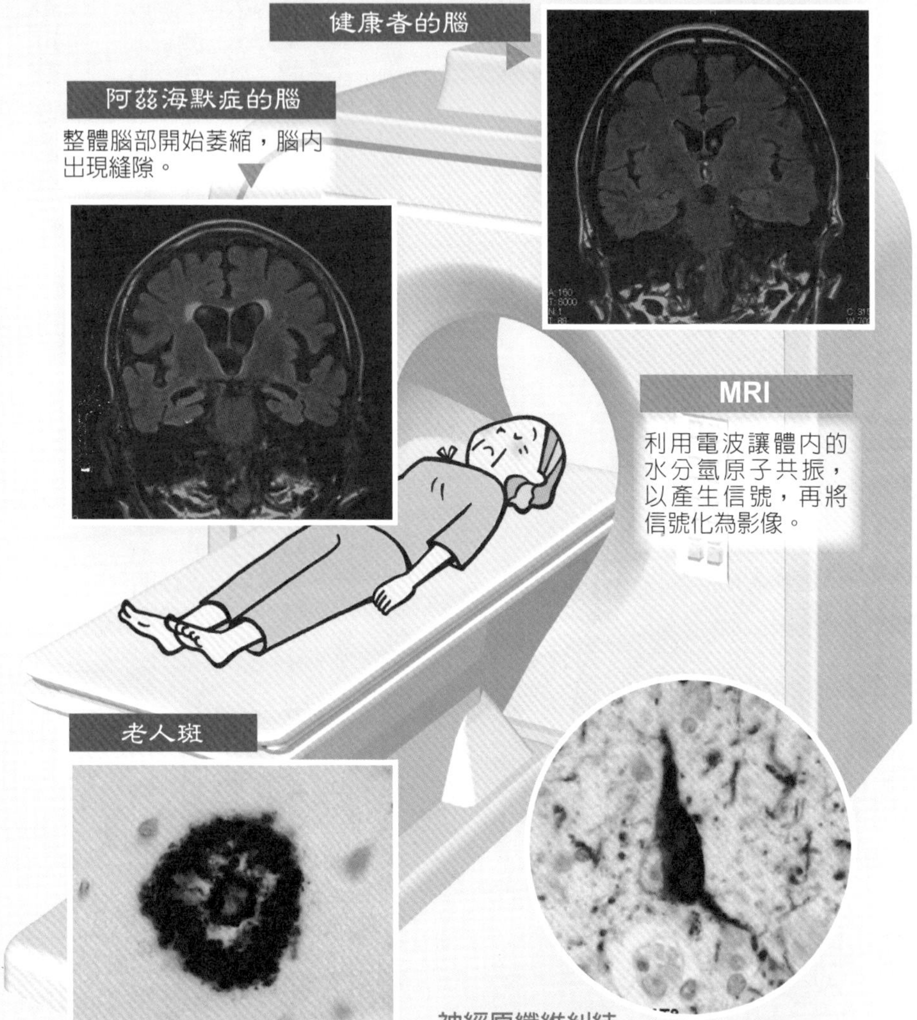

健康者的腦
阿茲海默症的腦
整體腦部開始萎縮，腦內出現縫隙。
MRI
利用電波讓體內的水分氫原子共振，以產生信號，再將信號化為影像。
老人斑

▲ 阿茲海默症的腦裡，會出現黑色斑點（老人斑）。

神經原纖維糾結

阿茲海默症的腦裡，會形成神經原纖維糾結的情形，並累積在神經細胞內。

資料提供：東京都健康長壽醫療中心高齡者 brain bank

!? 阿茲海默症會逐漸惡化

阿茲海默症不同於血管性失智症，通常發病時期並不明確，因此健忘情形會在不知不覺中，變得愈來愈嚴重，認知功能也逐漸產生障礙。也是因為如此，阿茲海默症的初期，通常也是很難與生理上的老化現象，區分清楚的時期。

進入中期時，認知功能的障礙情形會開始明顯，有些人會在4～6年當中就進入後期，也有些人能經過10幾到20幾年的時間，才慢慢惡化為後期。雖然期間有些人會因為併發肺炎等疾病而死亡，不過一般來說，從發病到最後的平均時間，大約為8年。左圖為初期到中期、後期的發展經過，不妨參考看看。

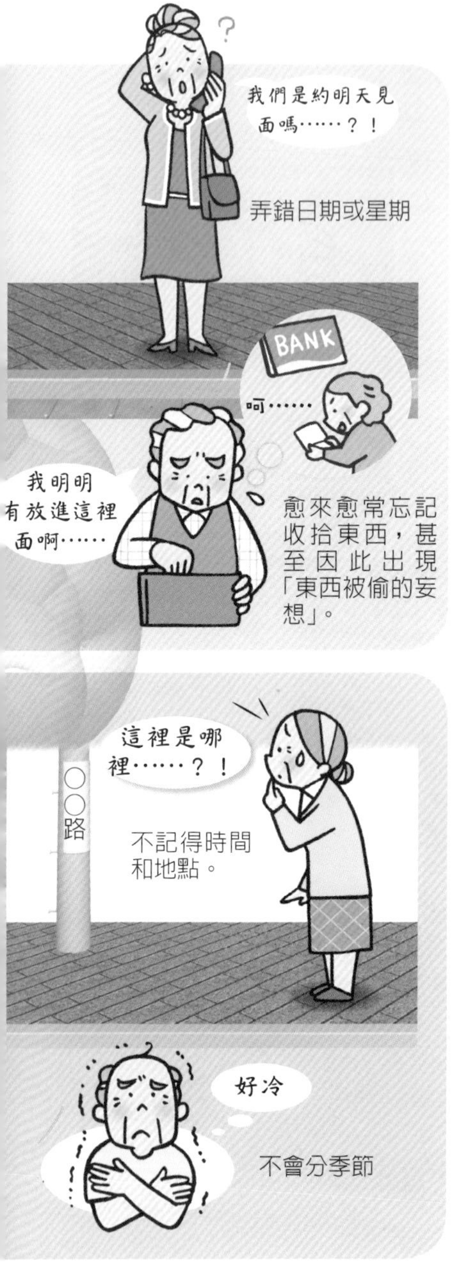
我們是約明天見面嗎……？！
弄錯日期或星期
BANK
呵……
我明明有放進這裡面啊……
愈來愈常忘記收拾東西，甚至因此出現「東西被偷的妄想」。
這裡是哪裡……？！
○○路
不記得時間和地點。
好冷
不會分季節

阿茲海默症的惡化及經過

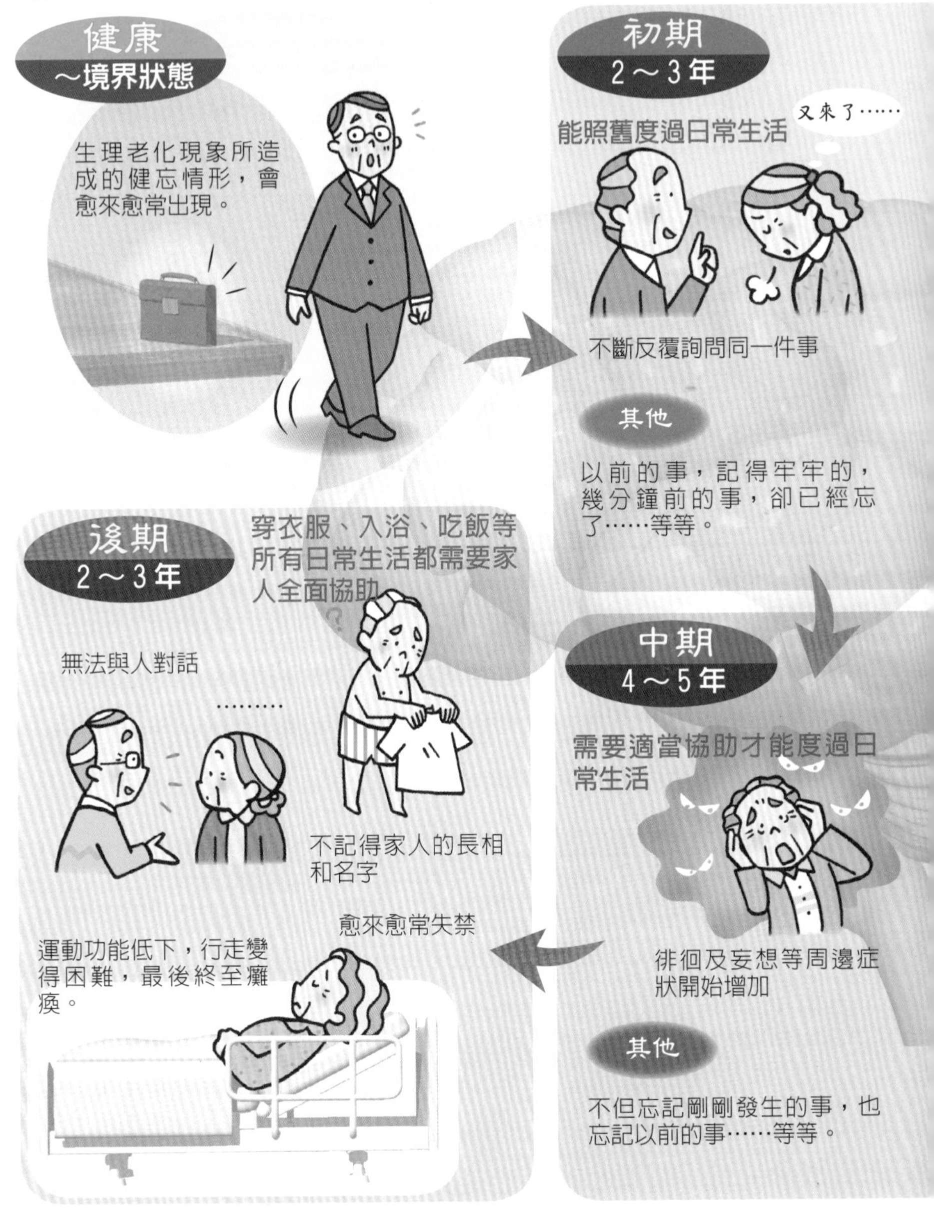
健康
～境界狀態
生理老化現象所造成的健忘情形，會愈來愈常出現。
初期
2～3年
能照舊度過日常生活
又來了……
不斷反覆詢問同一件事
其他
以前的事，記得牢牢的，幾分鐘前的事，卻已經忘了……等等。
中期
4～5年
需要適當協助才能度過日常生活
徘徊及妄想等周邊症狀開始增加
其他
不但忘記剛剛發生的事，也忘記以前的事……等等。
後期
2～3年
穿衣服、入浴、吃飯等所有日常生活都需要家人全面協助
無法與人對話
……….
不記得家人的長相和名字
愈來愈常失禁
運動功能低下，行走變得困難，最後終至癱瘓。

⁉引發血管性失智症的腦血管異常

引發失智症的腦血管異常，可大致分成兩種，其中一種是腦血管被堵塞的「腦梗塞」。腦梗塞又可分為因腦動脈硬化，使得血管變窄，導致血栓堵塞血管的腦梗塞，以及心臟等腦以外的器官裡形成血栓，結果隨著血液流到腦裡，堵塞腦血管的腦梗塞。不論是哪種情形所造成的腦梗塞，從被堵塞的地方開始，血液都會無法流動，導致神經細胞無法從血液裡吸收氧氣和養分，功能於是開始低下，最終細胞會死亡。

另一種腦血管異常，就是腦血管破裂的「腦出血」。腦出血時，有可能在腦裡形成血塊，稱為血腫，導致該處的神經細胞死亡。若是「蜘蛛網膜下出血」，也就是包覆在腦外側的蜘蛛網膜下面，出現出血情形時，該部位同樣有可能形成血腫，導致神經細胞壞死。

血管性失智症常常伴隨腦梗塞或腦出血的劇烈頭痛情形而發病，不過最必須注意的是「無症狀腦梗塞」。無症狀腦梗塞是病患沒有任何自覺的微小腦梗塞，因此很容易在不知不覺中，反覆出現好幾次無症狀腦梗塞的情形後，最終引發失智症。

不論腦梗塞還是腦出血，追根究底都是因為潛藏著動脈硬化這項危險因子，而已知動脈硬化是由高血壓、脂質異常症、糖尿病等生活習慣病所引起。換句話說，只要能預防或改善生活習慣病，就能有效預防血管性失智症。相對於還不清楚發病原因的阿茲海默症來說，血管性失智症是能有效預防的失智症。

引發失智症的兩種腦血管異常

1 腦出血、蜘蛛網膜下出血

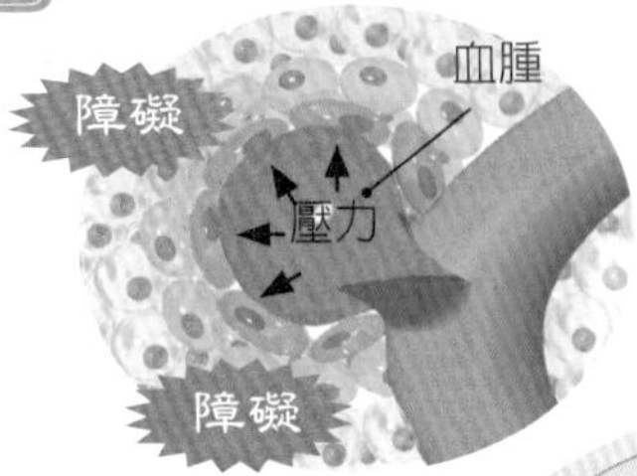

障礙
血腫
壓力
障礙

腦裡出血時，出血處所形成的血塊（血腫），會造成周圍的腦神經細胞障礙。

出血時的腦血管

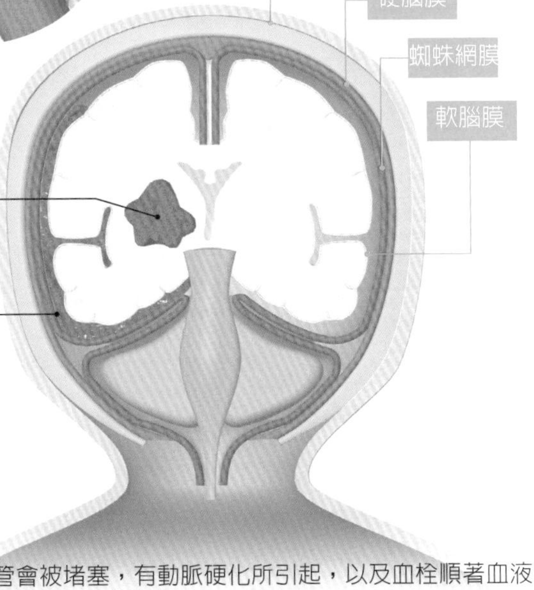

頭蓋骨
硬腦膜
蜘蛛網膜
軟腦膜

依據出血的部位，又可分成兩種腦出血。

❶腦出血
腦內出血的情形

❷蜘蛛網膜下出血
蜘蛛網膜與軟腦膜之間出血的情形

2 腦梗塞

血管會被堵塞，有動脈硬化所引起，以及血栓順著血液流到腦血管所引起的兩種。

造成動脈硬化的腦血管

被血栓堵塞的腦血管

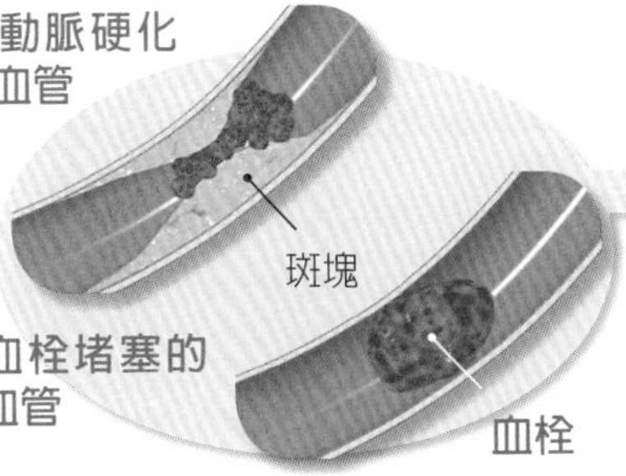

斑塊
血栓

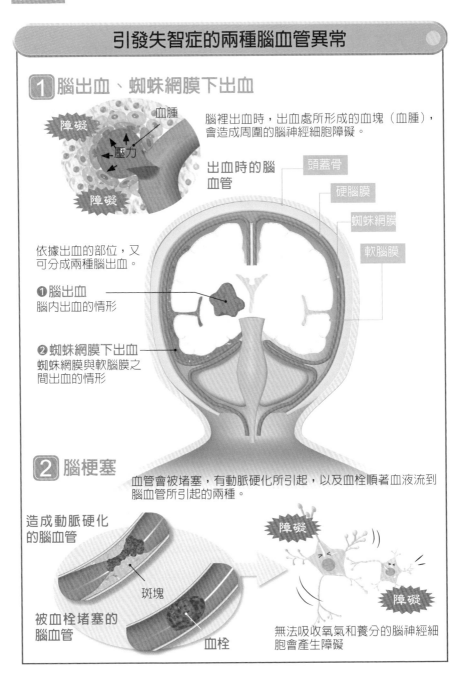

障礙
障礙

無法吸收氧氣和養分的腦神經細胞會產生障礙

⁉ 會有「時好時壞」現象的血管性失智症

由於血管性失智症，大多起因於腦梗塞和腦出血等疾病，因此發病時期比較明確，但因為反覆性的無症狀腦梗塞，同樣也會引發失智症，此時症狀的惡化速度會比較緩慢，就無法明確定出發病的時期。

血管性失智症的症狀，會因為出現障礙的腦部位不同而不同，若是負責運動功能的部位出現障礙，就會引發麻痺等運動障礙；若是語言中樞出現障礙，就會引發無法對話的情形。此外，由於只有某部分的功能低下，因此往往會出現「時好時壞」的現象，例如想不起對方的名字來，卻能完成有難度的計算問題。

罹患血管性失智症時，雖然記憶力會低下，但基本上還能保有判斷力及理解力，因此初期時，對自己的健忘情形，會很有自覺，有時還會出現心情低落、失去意願等憂鬱症狀，也會出現「情緒失控」的情形，會因為芝麻小事而哭泣或大怒，無法順利控制自己的情緒。

相對於阿茲海默症會慢慢惡化，血管性失智症是每發作一次，症狀就會出現階梯式下降的惡化情形，所以必須及早接受適當的治療及復健，預防再度發作，才能將症狀控制在一定的程度內。若因為麻痺或運動障礙，導致必須坐輪椅，甚至癱瘓在床時，很容易讓失智症惡化，因此仍必須接受復健，設法提高活動性。

血管性失智症的惡化及經過

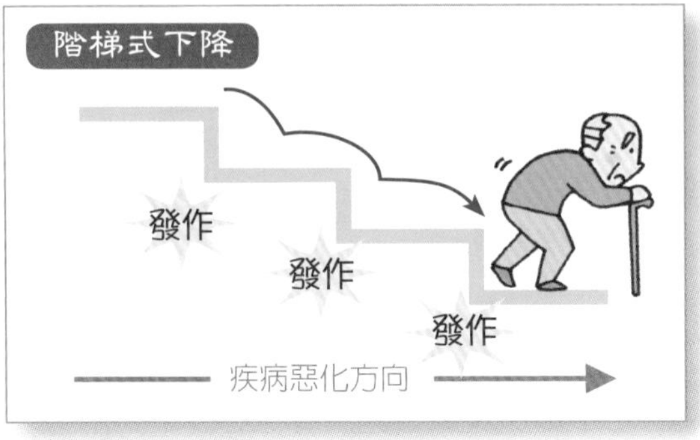
階梯式下降
發作
發作
發作
疾病惡化方向

每發作一次腦梗塞或腦出血，失智症的症狀就會呈階梯式下降，不斷惡化下去。

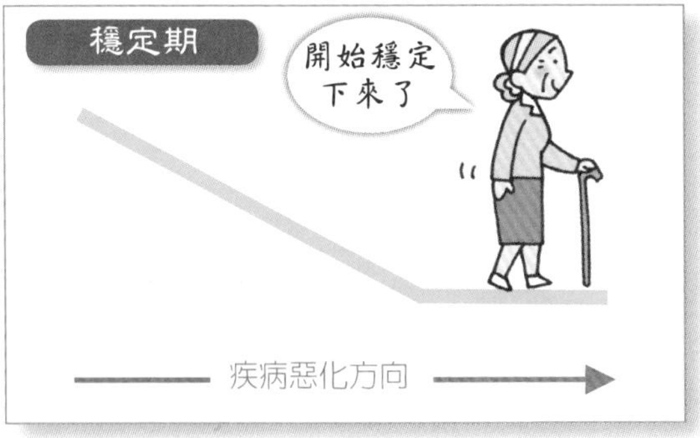
穩定期
開始穩定下來了
疾病惡化方向

只要確實控制並治療生活習慣病，就能將失智症的症狀，控制在一定的程度內。

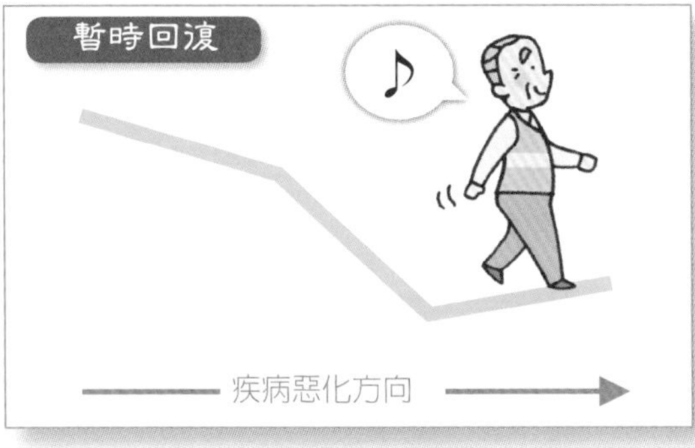
暫時回復
♪
疾病惡化方向

只要確實控制並治療生活習慣病，失智症的治療及復健也顯現效果時，就能有效改善失智症的症狀。

及早接受適當的治療及復健，才是將失智症控制在一定程度內的重要關鍵。

⁉最近甚受矚目的「路易氏體失智症」

繼阿茲海默症及血管性失智症之後，最常見的就是「路易氏體失智症」。或許比起阿茲海默症等其他失智症來，這種失智症比較不常聽聞，這是因為路易氏體失智症是在20年前左右，才被取的新病名，昔日是與阿茲海默症及血管性失智症混在一起。根據最近的研究結果顯示，被診斷為阿茲海默症的病患當中，每10人就有一人可能是路易氏體失智症。

路易氏體失智症是大腦皮質的神經細胞裡，出現許多「路易氏體」的特殊變化，而路易氏體比較為人熟知的，就是多存在帕金森氏症（參考一九二頁）病患的腦裡。罹患帕金森氏症時，「腦幹」裡會出現許多路易氏體，導致肌肉僵硬、行走困難、雙手顫抖等，出現所謂的帕金森氏症狀。以往始終認為路易氏體是帕金森氏症特有的病理表徵，但最近的研究結果已經確定，沒有罹患帕金森氏症的病患，依舊出現了路易氏體，尤其是大腦皮質裡出現許多路易氏體，因此被重新定名為路易氏體失智症。

罹患路易氏體失智症時，由於負責掌控認知功能的大腦皮質出現障礙，因此會引發各種失智症的症狀，其中最具特徵的症狀，就是會看見不存在的東西，也就是「幻視」。簡單地說，罹患路易氏體失智症時，除了會出現健忘情形外，也會出現「看見廚房裡坐著3個陌生人」等，非常具體又如真的幻視，甚至會出現被害妄想、憂鬱、帕金森氏症狀等。儘管這些症狀會時好時壞，不過基本上惡化速度都比較快。

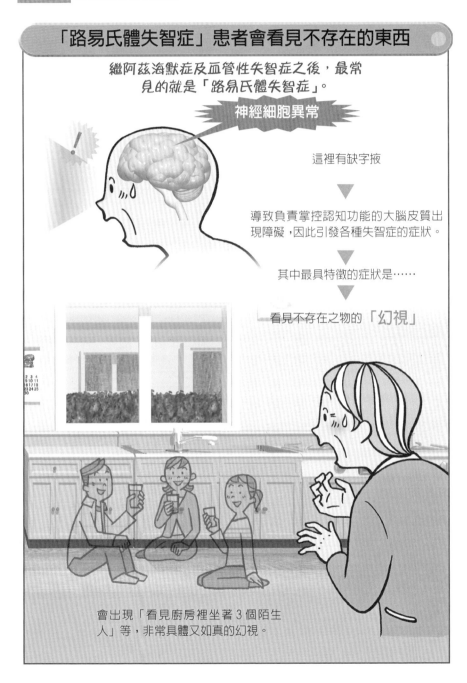

「路易氏體失智症」患者會看見不存在的東西

繼阿茲海默症及血管性失智症之後，最常見的就是「路易氏體失智症」。

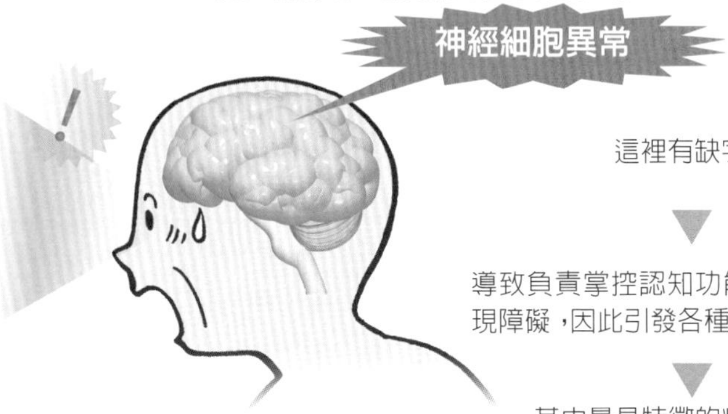

這裡有缺字掖

▼

導致負責掌控認知功能的大腦皮質出現障礙，因此引發各種失智症的症狀。

▼

其中最具特徵的症狀是……

▼

看見不存在之物的「幻視」

會出現「看見廚房裡坐著 3 個陌生人」等，非常具體又如真的幻視。

!? 有些失智症只要及早發現並接受治療就能治癒

截至目前為止，許多失智症都還沒有找到根治的方法，因此被認為很難治療，但其實只要釐清引發失智症的病因，有些失智症還是有可能治癒。

以「慢性硬腦膜下血腫」為例來說，這是頭部遭受撞擊等傷害，導致硬腦膜與位在內側的蜘蛛網膜之間，囤積血液的疾病，此時囤積的血液（血腫）若壓迫到腦，就會引發失智症。罹患這種疾病時，只要動手術將血腫取出，就能改善失智症的症狀。不過即使只是踉蹌一下去撞到牆壁、桌角等處，都有可能引發慢性硬腦膜下血腫，此時往往病患自己沒有察覺，因此沒有做任何處理，但只要腦受到壓迫的狀態長期持續下去，導致腦損傷情形惡化時，即使動手術也無法百分之百回復。

「常壓性水腦症」所引起的失智症，同樣也是可治癒的失智症。常壓性水腦症是腦脊髓液囤積在腦室，導致腦室擴張而壓迫到腦的疾病，會引發行走障礙及注意力低下、尿失禁等症狀，但只要動手術將腦脊髓液排出到腹腔，就能改善失智症的症狀。不過若太晚發現，腦損傷情形已經惡化時，就無法期待治療效果。

至於「腦腫瘤」所引起的失智症，只要是良性腫瘤，又長在能切除的部位，就可以動手術切除，以改善失智症的症狀。

「甲狀腺功能低下」有時同樣也會引發失智症的症狀，所以除了有倦怠感、水腫、不容易出汗等症狀之外，若還伴隨出現健忘及失去意願等症狀時，一定要去醫院檢查看看。基本上甲狀腺功能低下能透過血液檢查出來，也能透過服藥來控制病情。

治癒性甚高的失智症

慢性硬腦膜下血腫

	病徵	處置
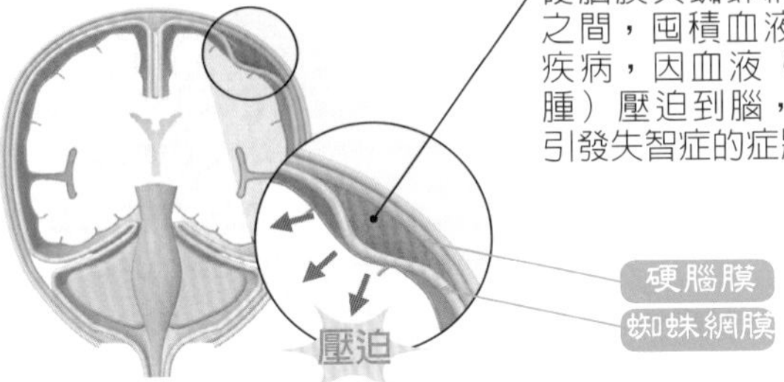	硬腦膜與蜘蛛網膜之間，囤積血液的疾病，因血液（血腫）壓迫到腦，而引發失智症的症狀	可以動手術將血腫取出，就能改善失智症的症狀。

常壓性水腦症

	病徵	處置
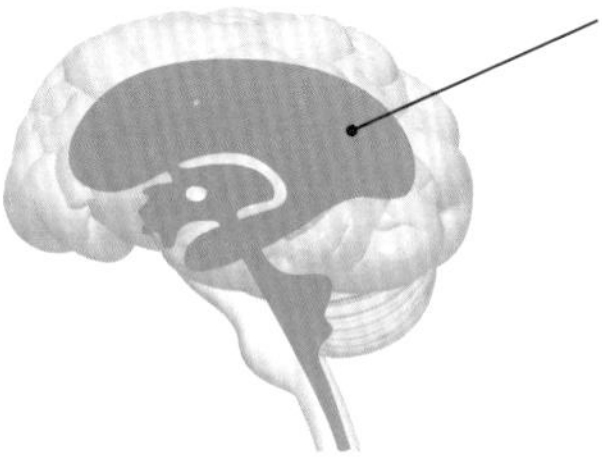	腦脊髓液囤積在腦室裡，進而壓迫到腦，而引發失智症的症狀。	可以動手術將腦脊髓液排出到腹腔，就能改善失智症的症狀。

腦腫瘤

	病徵	處置
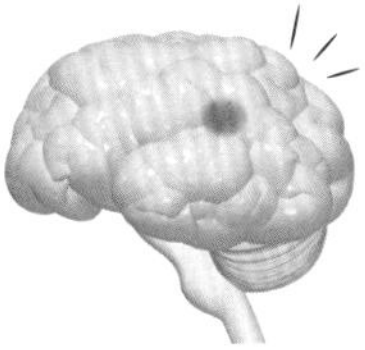	腦裡長了腫瘤，進而壓迫到腦，而引發失智症的症狀。	若為良性腫瘤，且長在能切除的部位，就可以動手術切除，以改善失智症的症狀。

甲狀腺功能低下

	病徵	處置
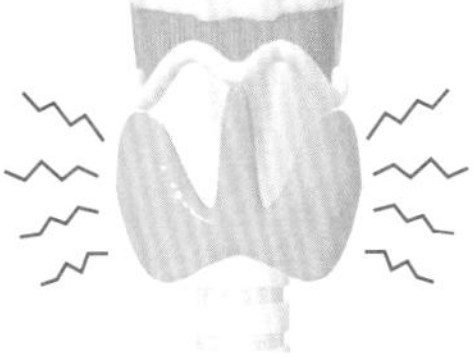	甲狀腺荷爾蒙的分泌減少，導致新陳代謝功能低下的疾病。	可用藥物療法來控制疾病，進而改善失智症的症狀。

什麼是憂鬱症病患常見的「假性失智症」？

特別提醒

column

腦裡找不到器質性的原因，卻出現失智症特有的認知障礙情形——老人憂鬱症的病患當中，有些病患會呈現這種症狀，就稱為「假性失智症」。

罹患憂鬱症時，會出現記憶力低下、提不起勁、食慾減退、失眠等各種症狀，若對象是年輕人，通常會被立刻懷疑可能是得了憂鬱症，但若對象是老人，則往往會被誤認為是什麼也不會、什麼也不知道的失智症，導致周遭的人，單純認為「上了年紀果然開始癡呆了」。

失智症及假性失智症的症狀雖然很像，但其實仍有某些地方不同。首先是憂鬱症引起的假性失智症，通常會突然急速發病，且症狀會在短期間內惡化。此外在智能測驗上，若是失智症病患，通常會否認自己的能力已經低下，或設法讓自己能力低下的情形，看起來不是很嚴重，但假性失智症病患，卻反而會明白表示「我不知道」、「我不會」，強調自己能力低下的情形。

失智症及憂鬱症的治療方式完全不同，所以必須及早釐清到底是失智症還是假性失智症，再採取適當的治療法，否則只會讓憂鬱症的症狀愈來愈惡化，萬一慢性化，最終甚至有可能導致癱瘓或自殺等，引發更嚴重的問題。反過來說，若是憂鬱症引起的假性失智症，只要針對憂鬱症進行適當的治療，就能在改善憂鬱症的同時，也改善認知障礙的情形。

不過在失智症初期裡，往往會伴隨出現憂鬱症狀，有些人因此被誤診為憂鬱症，直到後來才發現原來是失智症，可見必須仔細觀察病情的發展，才是最重要的關鍵。

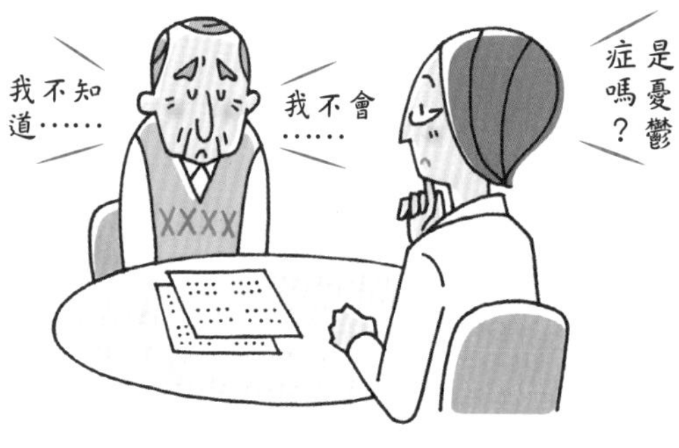

第3章

The third chapter

失智症的最新治療方式

雖然直至今日，還沒有找到失智症的根治療法，但只要及早接受適當的治療，還是有可能將症狀控制在一定的程度裡。本章將說明治療失智症的3大主軸「藥物療法」、「非藥物療法」、「照護」。

先來探討失智症的可能性

以下先就如何確定是否有失智症，簡單說明其檢查程序。

到醫院求診時，醫師會先進行「問診」，不過問診內容包含可能不方便在病患面前詢問的項目，因此通常會請病患先在候診室等處等候，只從家人身上聽取資訊。為因應這種情況，實際求診時，至少應由2人以上陪同病患一起求診，而若不希望讓病患得知自己得了失智症，就利用問診的機會先告知醫師。

在聽取完家人的說法後，醫師會依據家人所提供的資訊，請病患進來一起面談。此時醫師不僅會問病患簡單的問題，也會仔細觀察病患的眼球動作、音調、表情等，以確認是否為失智症，還是生理老化現象所引起的症狀。

接著醫師會進行「智能狀態檢查」，雖然實際的檢查方式，會因醫院不同而不同，不過一般常用的檢查方式是「改訂版長谷川式簡易智能量表」（參考一九七頁）。這種檢查方式的滿分是30分，若得不到20分以上，就有可能是失智症。不過在檢查的階段裡，只能判定為「很可能是失智症」，至於要確定是否真的為失智症，若是失智症，又是什麼原因所引起，就必須進行下面單元要介紹的各種檢查法。（**審定注**：在台灣，最常用來進行失智症心智評估的方式包括：簡易智能測試（MMSE）、認知功能障礙篩檢量表（CASI）和臨床失智症評估量表（CDR）。）

醫師在問診時會提出這些問題

通常問診時，不會一開始就找病患本人問診，因此最好由了解病患狀況的家人，一起陪同去求診。

- 到目前為止出現過哪些症狀？（健忘、問題行為等）
- 從什麼時候開始發現有這些症狀？
- 症狀是突然出現？還是不知不覺中出現？
- 察覺有症狀的人是病患本身？還是周遭的人？
- 症狀是否會因日不同而時好時壞？或在 1 天當中時好時壞？
- 發現症狀當時與現在相比較下，症狀是否有變化？
- 穿衣服、上廁所、入浴等日常生活，進行上是否有困難？

依據家人所提供的資訊，請病患加入一起面談。

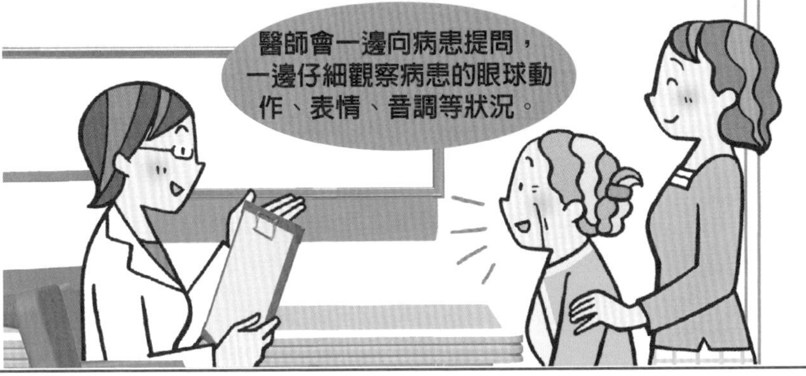
醫師會一邊向病患提問，一邊仔細觀察病患的眼球動作、表情、音調等狀況。

!? 找出病因的各種檢查

失智症是腦神經細胞出現障礙所引起的疾病，因此若問診及智能功能檢查後，發現有可能是失智症時，就會進行攝影檢查，以確認腦內的病變情形。只要進行攝影檢查，就能詳細得知障礙的部位及障礙程度，以及到底有什麼樣的病變。

此外，為確認全身狀況，也會進行心電圖檢查、血液檢查，尤其是血液檢查，能查出失智症的發病原因，是否與甲狀腺功能低下有關。

確認腦功能狀態的檢查

PET
正子斷層造影

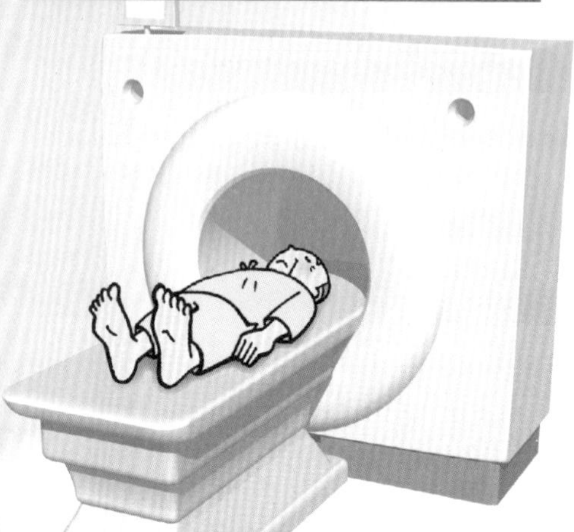

檢查腦熱量來源的葡萄糖及氧氣的代謝狀況、血流狀況，可確認腦裡活動低下的部位，以及神經細胞壞死的部位。

SPECT
單光子電腦斷層掃描

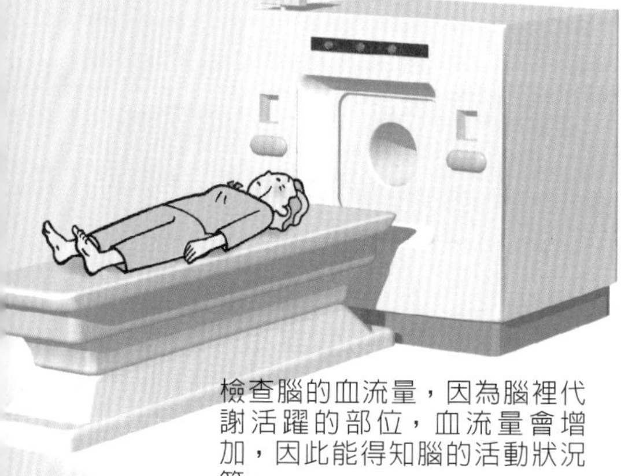

檢查腦的血流量，因為腦裡代謝活躍的部位，血流量會增加，因此能得知腦的活動狀況等。

確認失智症的攝影檢查

確認引發失智症的原因疾患時，不可或缺的攝影檢查，主要有下列幾種。

確認腦部形狀及病變的檢查

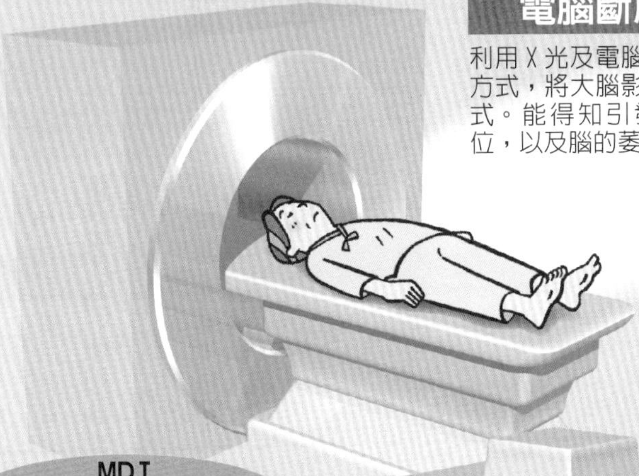

X光CT 電腦斷層掃描

利用X光及電腦，以切面圖的方式，將大腦影像化的檢查方式。能得知引發腦梗塞的部位，以及腦的萎縮情形等。

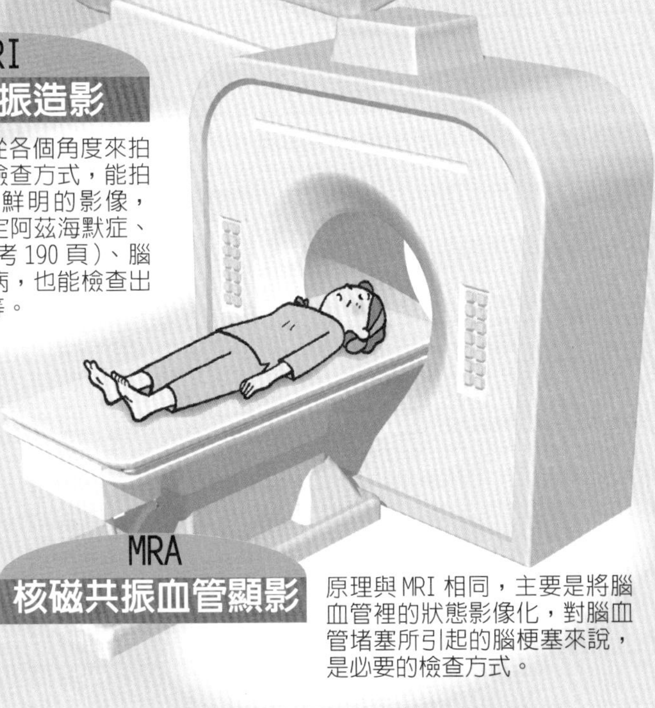

MRI 核磁共振造影

利用電磁波，從各個角度來拍攝腦內狀況的檢查方式，能拍出比X光CT還鮮明的影像，非常有助於鑑定阿茲海默症、畢克氏症（參考190頁）、腦血管障礙等疾病，也能檢查出是否有腦腫瘤等。

MRA 核磁共振血管顯影

原理與MRI相同，主要是將腦血管裡的狀態影像化，對腦血管堵塞所引起的腦梗塞來說，是必要的檢查方式。

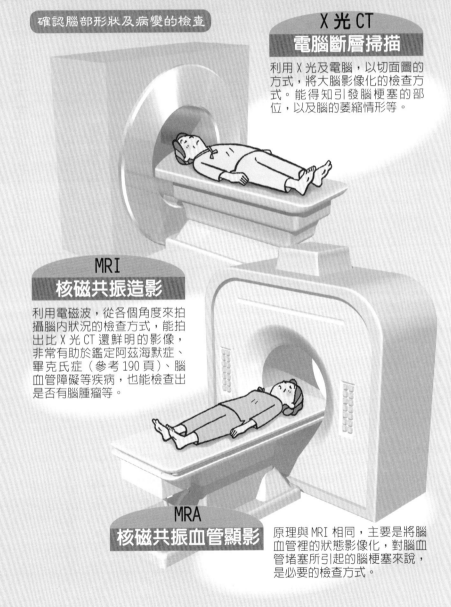

!? 治療失智症的三大主軸與治療目標

利用各種檢查方式，確認出是失智症，並釐清引發失智症的原因疾患後，就必須開始擬定治療方針。儘管失智症的治療法，會因不同的原因疾患而有異，但治療的目的都一樣（可治癒的失智症除外）。

失智症是腦神經細胞遭受破壞所引起的疾病，就現階段來說，並沒有找到能讓神經細胞修復與再生的方法，但至少有好幾個方法，能有效減緩疾病的惡化，也能減輕症狀。治療失智症的主要目的，就是要設法讓現存的身體功能、精神功能，能盡量長期維持下去。

究竟有哪些具體的治療法？

治療失智症的三大主軸，有「藥物療法」、「非藥物療法」、「照護」。藥物療法所使用的藥物，大致可分為兩種，一種是預防失智症惡化的藥物，另一種是減輕問題行為等，失智症周邊症狀的藥物。不過以失智症來說，通常病患本身的心理狀態，會大大影響治療效果，所以若只採用藥物療法，恐怕會有極限。

因此實際在治療失智症時，通常還會並用非藥物療法，尤其是促進腦活化的各種復健療法。此外，與病患之間的互動方式，以及生活環境等照護方式，對維持及提高現存的功能，以及減輕周邊症狀等，也都有很大的影響。實際上非藥物療法與照護的效果等同藥物療法，有時甚至會超越藥物療法，所以都是治療失智症時不可或缺的主軸。

治療失智症的三大主軸「藥物療法」「非藥物療法」「照護」

1 藥物療法

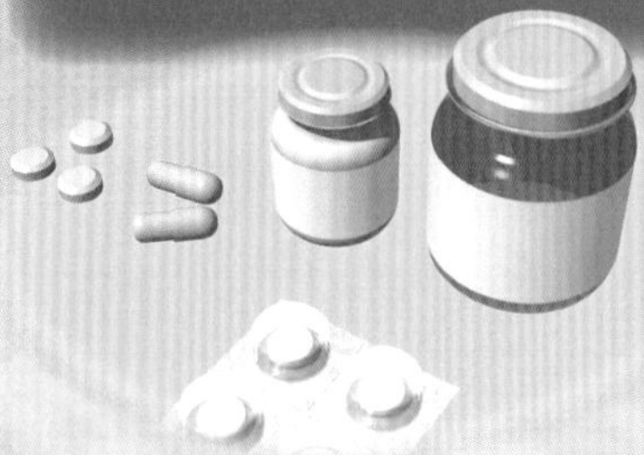

★抑制失智症惡化的藥物

★減輕失智症周邊症狀的藥物

2 非藥物療法

促進腦的活化，維持及提高現存的功能。

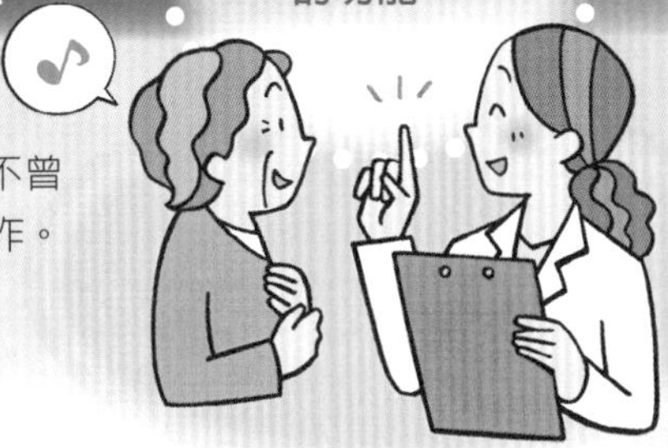

★刺激腦部低下的功能，以及以往不曾使用過的神經細胞，以促進功能運作。

★讓病患感受自己還活得好好的。

3 照護

★讓病患感覺安心、安全。

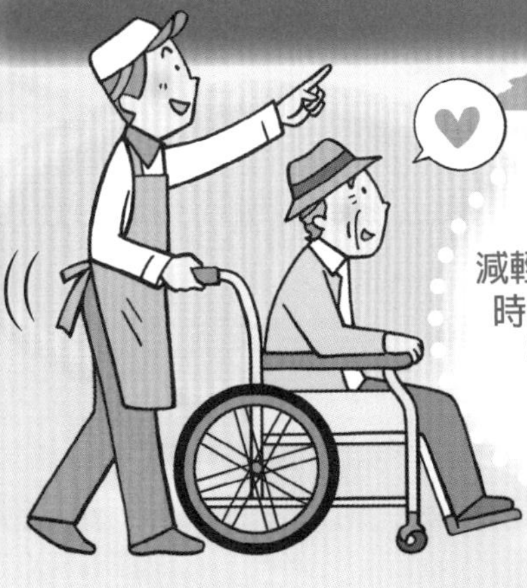

減輕周邊症狀，同時維持及提高現存的功能。

減緩阿茲海默症惡化的「多奈哌齊」

首先說明失智症藥物療法，尤其是針對阿茲海默症所使用的治療用藥。長期以來，都沒有找到阿茲海默症的有效療法，直到一九九九年，日本國內才首度認可「多奈哌齊（**審定注**：也就是乙醯膽鹼水解酶抑制劑〔ACHEI〕，在台灣，產品名爲『愛憶欣』。）」，為阿茲海默症的治療用藥之一。多奈哌齊（donepezil）是日本藥廠研發出來的藥物，美國從一九九七年開始使用，日本則從一九九九年開始使用，都有很大的效果。

阿茲海默症病患的腦裡，不僅會出現「老斑」及「神經纖維糾結」（參考七十四頁），同時還缺乏神經傳導物質之一的「乙醯膽鹼」。神經傳導物質是神經細胞之間在交換資訊時，不可或缺的一種物質，其中又以乙醯膽鹼影響記憶及學習等認知功能最深。

多奈哌齊能抑制分解乙醯膽鹼的酵素活動，維持腦內存在一定的乙醯膽鹼，因此能有效減緩失智症核心症狀當中認知功能障礙的惡化情形。不僅如此，甚至有報告指出，多奈哌齊還能改善伴隨核心症狀出現的精神症狀，也具有提高意願等效果。（**審定注**：之前日本市場上的乙醯膽鹼水解酶抑制劑只有donepezil，現已開放rivastigmine貼片，台灣產品名爲『憶思能』。）

儘管多奈哌齊為失智症的治療帶來莫大希望，但仍嚴禁過度期待與濫用。接下來就針對多奈哌齊，說明服用時的應注意點。

能補充乙醯膽鹼不足的「多奈哌齊」(donepezil)

阿茲海默症病患的腦裡，都缺乏神經傳導物質（神經細胞之間交換資訊時，不可或缺的物質）乙醯膽鹼，要補充這種不足的情形……

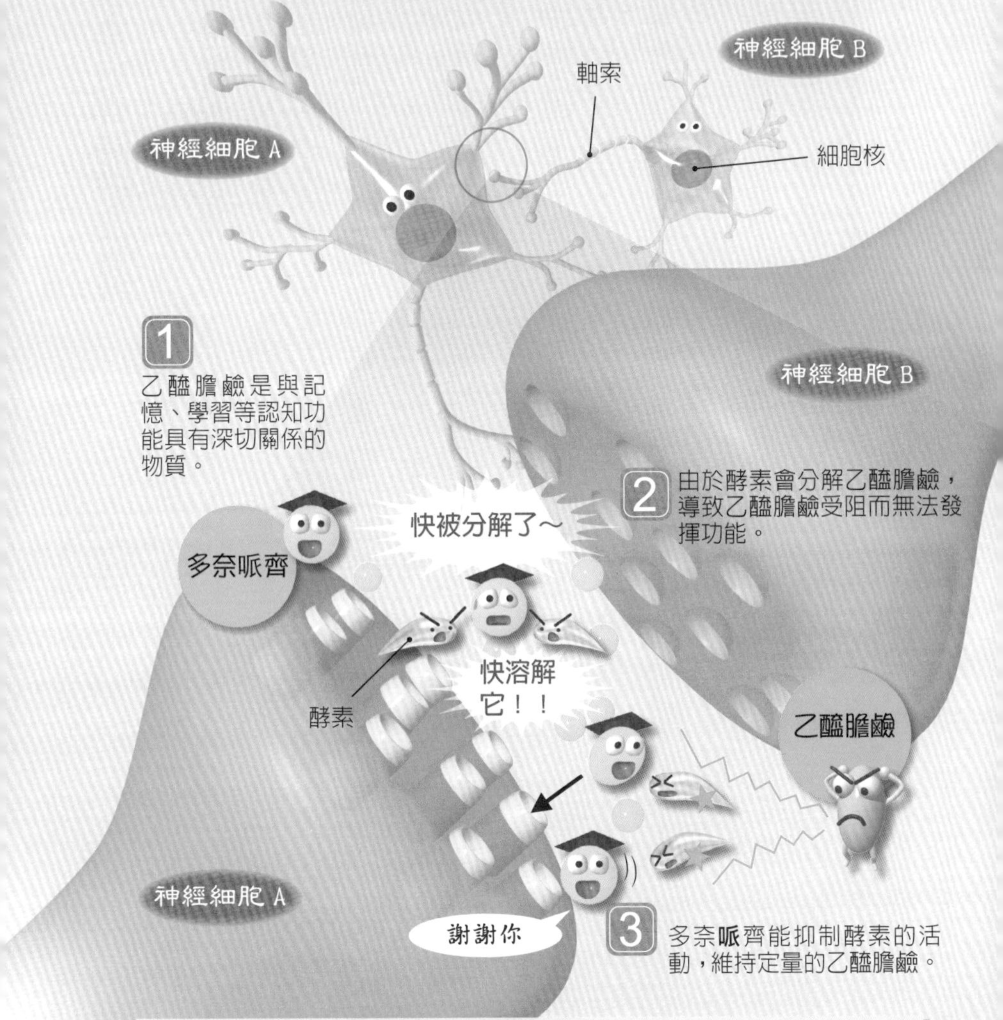
神經細胞 B
軸索
神經細胞 A
細胞核
1
乙醯膽鹼是與記憶、學習等認知功能具有深切關係的物質。
神經細胞 B
2
由於酵素會分解乙醯膽鹼，導致乙醯膽鹼受阻而無法發揮功能。
快被分解了～
多奈哌齊
快溶解它！！
酵素
乙醯膽鹼
神經細胞 A
謝謝你
3
多奈哌齊能抑制酵素的活動，維持定量的乙醯膽鹼。

有報告指出，多奈哌齊能改善伴隨核心症狀出現的精神症狀，也具有提高意願等效果。

⁉服用多奈哌齊時的注意點

儘管多奈哌齊能改善記憶障礙，以及學習障礙等認知功能障礙，也能有效減緩疾病的惡化，但多奈哌齊的效果畢竟有其極限，服用時仍應注意幾個重點。首先是多奈哌齊基本上只對輕度到中度的失智症病患有效，對重度病患無效，所以最好及早發現疾病，才能盡快開始治療。此外，藥效存在個人之間的差異，實際上有些病患服用後，幾乎沒有出現什麼變化，有些病患則大大改善原本已經很嚴重的症狀，所以雖然不建議過度期待，但即使是惡化情形有些嚴重的阿茲海默症病患，也不必太早放棄，不妨與醫師討論看看。

另一個必須注意的地方，就是多奈哌齊並無法完全抑制疾病的惡化，所以即使服用這項藥物治療，疾病依舊會持續惡化下去。反過來說，若疾病已經惡化到某種程度，就無法期待這項藥物的療效。不過比起完全沒有服用這項藥物的病患來說，多奈哌齊確實能減緩惡化的速度。

多奈哌齊應一天服用一次，不能斷斷續續，也不能服用超過規定的量，這一點應由家人或照護者幫忙注意。

至於多奈哌齊的副作用，偶爾會出現易怒情緒，有時還會出現徘徊、暴力等問題行為。就身體方面的副作用來說，會有噁心、食慾不振、腹瀉、腹痛等情形，偶爾也會有心跳異常緩慢、胃/十二指腸潰瘍（參考一九三頁）、吸呼困難等嚴重副作用，所以若服用後出現異常，一定要立刻告訴醫師，並遵從醫師的指示。

能減緩疾病惡化的「多奈哌齊」

一般認為，多奈哌齊能有效減緩輕度到中度病患的惡化速度。

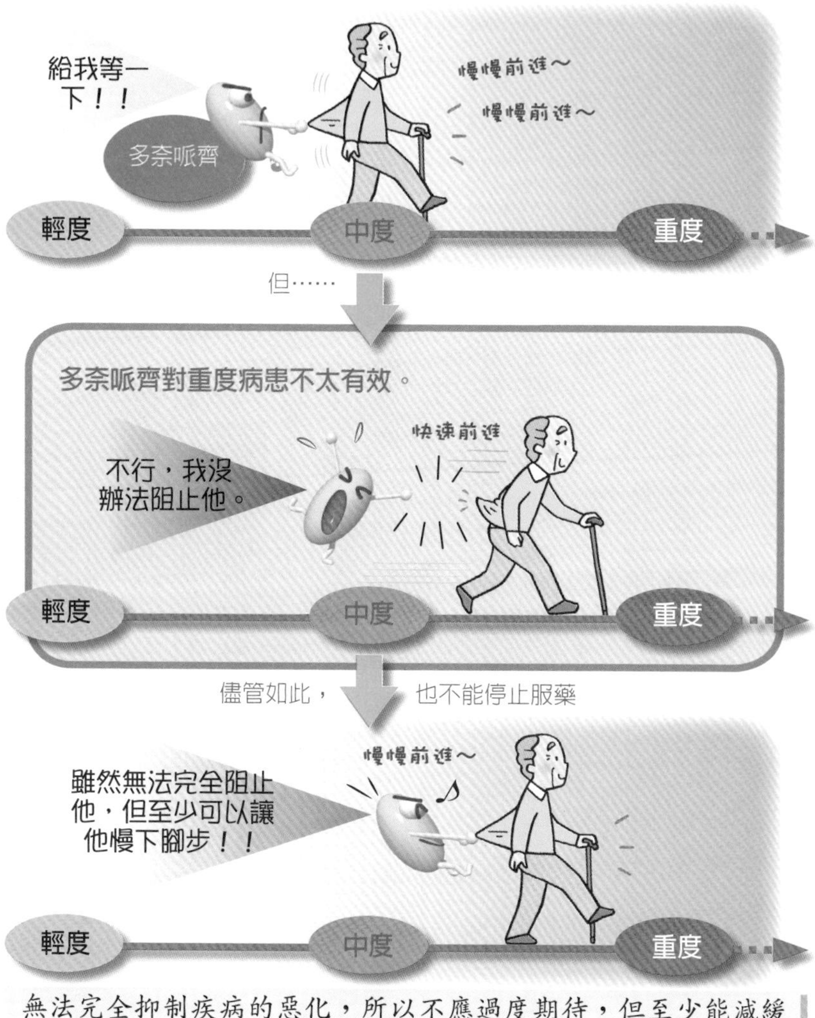

無法完全抑制疾病的惡化，所以不應過度期待，但至少能減緩惡化的速度。

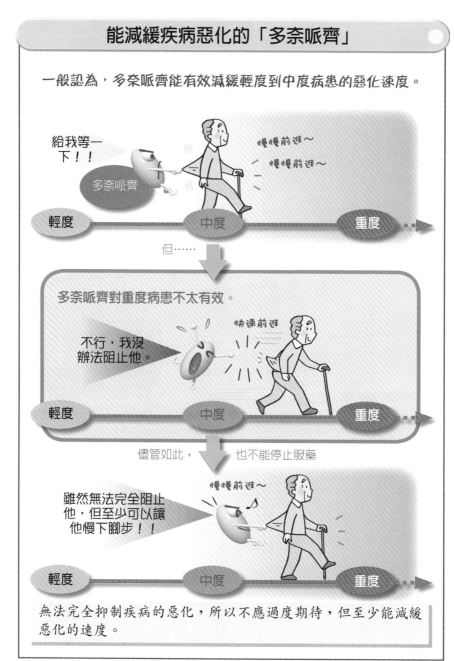

歐美所使用的阿茲海默症治療藥

截至二〇〇九年十月為止，日本認可的阿茲海默症治療用藥，只有「多奈哌齊」一項，但歐美除了這個治療用藥之外，還通過及認可下列幾種治療用藥。

「美金剛（Memantine）」是治療中度到重度阿茲海默症的藥物，廣被世界各國所使用。美金剛能阻斷「麩胺酸受體」（參考一九三頁）的活動，以預防神經細胞遭到破壞。不過美金剛與多奈哌齊一樣，都無法完全治愈疾病，只是能有效治療中度及重度病患，這一點倒是讓人充滿期待。

「加蘭他敏（galantamine）」（**審定注：**台灣產品名爲『利憶靈』）不僅與多奈哌齊一樣，能抑制分解乙醯膽鹼的酵素活動，還能促進腦內生成乙醯膽鹼，在歐美的臨床實驗裡，甚至有報告指出，這種藥能抑制症狀惡化長達一年的時間。

此外還有與多奈哌齊同樣或同等效果的「卡巴拉汀（rivastigmine）」（**審定注：**台灣產品名爲『憶思能』），也是以歐美為首的各國，所使用的治療用藥之一。這種藥原本是口服藥，後來為了避免引發副作用，於是改成貼片劑，目前廣被各國使用。

以上所介紹的三種藥物，在日本國內已經進入臨床實驗的最後階段，非常期待能盡早上市。雖然目前已經有多奈哌齊，若能再加入這些治療用藥，就能增加病患的選擇，也會大大改變阿茲海默症的治療方式。（**審定注：**在台灣，三種乙醯膽鹼水解酶抑制劑〔多奈哌齊、加蘭他敏與卡巴拉汀〕，以及美金剛都已開放使用。）

期待早日獲准上市的三種藥物

1 美金剛

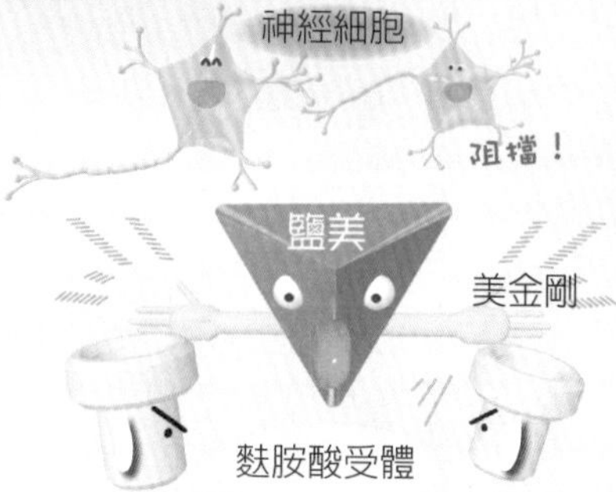
神經細胞
阻擋！
鹽美
美金剛
麩胺酸受體

作用

能阻斷「麩胺酸受體」的活動

期待程度

能用來治療中度至重度的病患，這一點非常值得期待。

2 加蘭他敏

乙醯膽鹼
加
加蘭他敏
嗚……
嗚……
嗚……
乙醯膽鹼
分解酵素

作用

不僅能阻止分解酵素的活動，避免與認知功能有深切關係的乙醯膽鹼被分解掉，同時還能促進腦内生成乙醯膽鹼。

期待程度

歐美的臨床實驗報告指出，能抑制症狀惡化長達 1 年的時間。

3 卡巴拉汀

我快要出道了，
敬請期待喔！
卡巴拉汀
我是貼
片劑
多奈哌齊
我們就一起
努力吧！

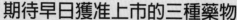

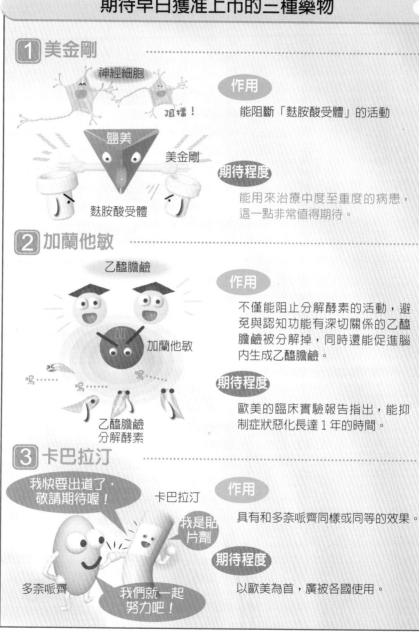

作用

具有和多奈哌齊同樣或同等的效果。

期待程度

以歐美為首，廣被各國使用。

!? 阿茲海默症治療最前線

阿茲海默症是由腦裡的特殊蛋白質，β澱粉樣蛋白（參考七十四頁）囤積過多而來的疾病，而負責分解β澱粉樣蛋白的知名酵素，就是「蛋白質分解酵素neprilysin」。二〇〇五年時，日本的理化學研究所研究小組，發現「體抑素Somatostatin」具有活化蛋白質分解酵素neprilysin，以減少β澱粉樣蛋白的性質。體抑素是廣域分布在體內的一種荷爾蒙，若能研發出促進體抑素受體活化的藥物，並將這種藥物實用化，就能預防β澱粉樣蛋白的囤積，再也不需要外科治療，更不必擔心副作用。

另一個深受矚目的治療法，就是注射「DNA疫苗」。原本阿茲海默症的疫苗療法，是打算將β澱粉樣蛋白胜肽（參考一九四頁）直接注射到肌肉裡，以製造出抗體來，等這種抗體（參考一九四頁）進到腦裡後，就能幫忙預防β澱粉樣蛋白的囤積，沒想到在臨床實驗時，卻出現嚴重的副作用腦髓膜炎（參考一九四頁），引發莫大問題，實驗因此被迫中止。之後被研發出來的治療法，就是「DNA疫苗」。DNA疫苗療法是將β澱粉樣蛋白的基因，加入基因載體裡，再注射到肌肉裡，或透過口服方式，讓肌肉及腸內慢慢製造出β澱粉樣蛋白來，以形成抗體。這種治療法的作用，比原本的疫苗療法來得溫和，也能避免過度的免疫反應，副作用也比較少。一般認為，DNA疫苗最快能在3年後，開始用來治療人類。

以上是針對阿茲海默症使用的治療用藥所做的說明，接下來的單元，將說明血管性失智症的藥物療法。（**審定注**：此外，目前已進入第三期臨床試驗階段的還有被動式疫苗，即把抗體直接注入人體清除β澱粉樣蛋白，以及即將進入第二期臨床試驗之新一代不會引起腦炎的主動疫苗。）

值得進一步期待的阿茲海默症治療法

阿茲海默症是腦裡的特殊蛋白質，β 澱粉樣蛋白囤積過多所引起的疾病。

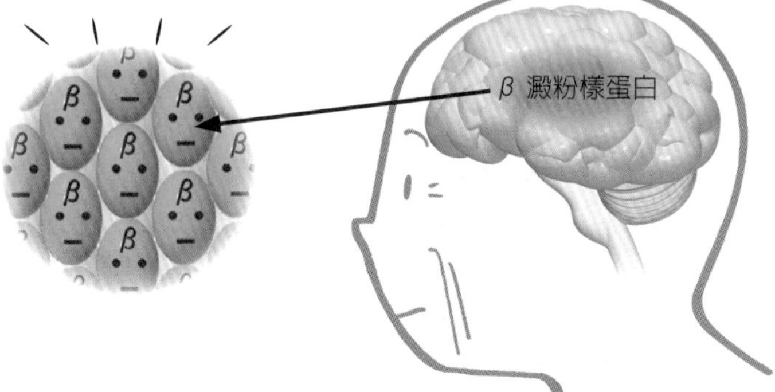

能預防 β 澱粉樣蛋白囤積的治療法有下列兩種

1 促進蛋白質分解酵素 neprilysin 活化的治療法

neprilysin 是能分解 β 澱粉樣蛋白的酵素

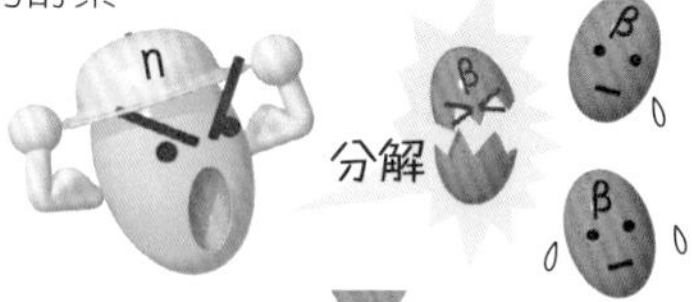

「體抑素」能活化 neprilysin

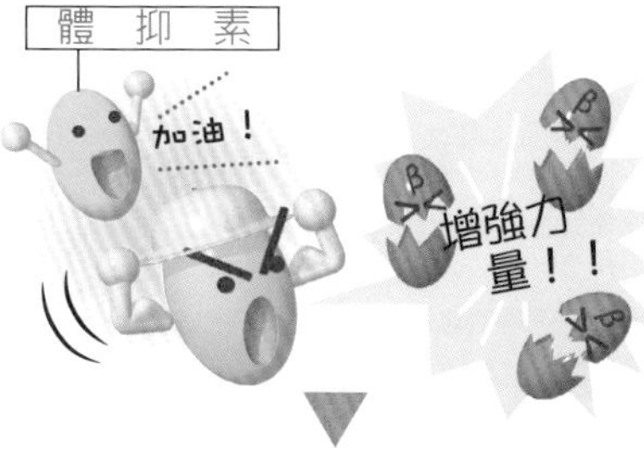

2 DNA 疫苗療法

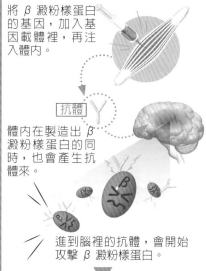

將 β 澱粉樣蛋白的基因，加入基因載體裡，再注入體內。

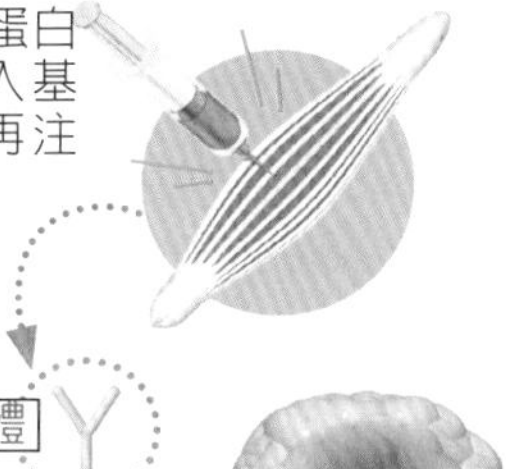

體內在製造出 β 澱粉樣蛋白的同時，也會產生抗體來。

進到腦裡的抗體，會開始攻擊 β 澱粉樣蛋白。

只要 β 澱粉樣蛋白被分解掉，就不會囤積在腦裡。

控制腦血管異常的危險因子，才是最重要的課題

血管性失智症是因為腦梗塞或腦出血等腦血管出現異常，導致腦神經細胞遭受破壞而引起的疾病，即使發作後立刻治療能挽回一命，若事後疏於預防復發的工作，就很容易再次發病，且每發作一次，失智症就會惡化一次。所以血管性失智症的藥物療法，為避免認知功能低下，會採用預防腦血管再度異常的藥物來治療病患。

引發血管性失智症的腦血管異常，大致可分為兩種，一種是腦血管堵塞所引起的腦梗塞，另一種是腦血管破裂而出血的腦出血。不過不論是哪種腦血管異常，目前都已經得知有幾個危險的因子，而且大多能有效控制這些危險因子。

首先以腦出血的情形來說，最大的危險因子就是高血壓，所以若是因腦出血而引發失智症的人，就必須使用藥物等方式來降低並控制血壓。

至於腦梗塞的危險因子，除了高血壓之外，還有脂質異常症、糖尿病等，甚至心律不整（參考一九四頁）之一的心房顫動，也能在心臟血管裡形成血栓，最後堵塞腦血管（腦梗塞），所以腦梗塞時，會使用適當的藥物治療，以預防及治療這些危險因子。

對腦梗塞而言，不只需要控制危險因子，同時也需要預防血栓的形成，以免堵塞腦血管，所以接下來的單元，將詳細說明用來預防血栓的治療用藥。

預防腦血管異常再度發作的藥物療法

血管性失智症是腦血管異常所引起的疾病，為避免認知功能繼續低下，必須使用藥物來預防再度發作。

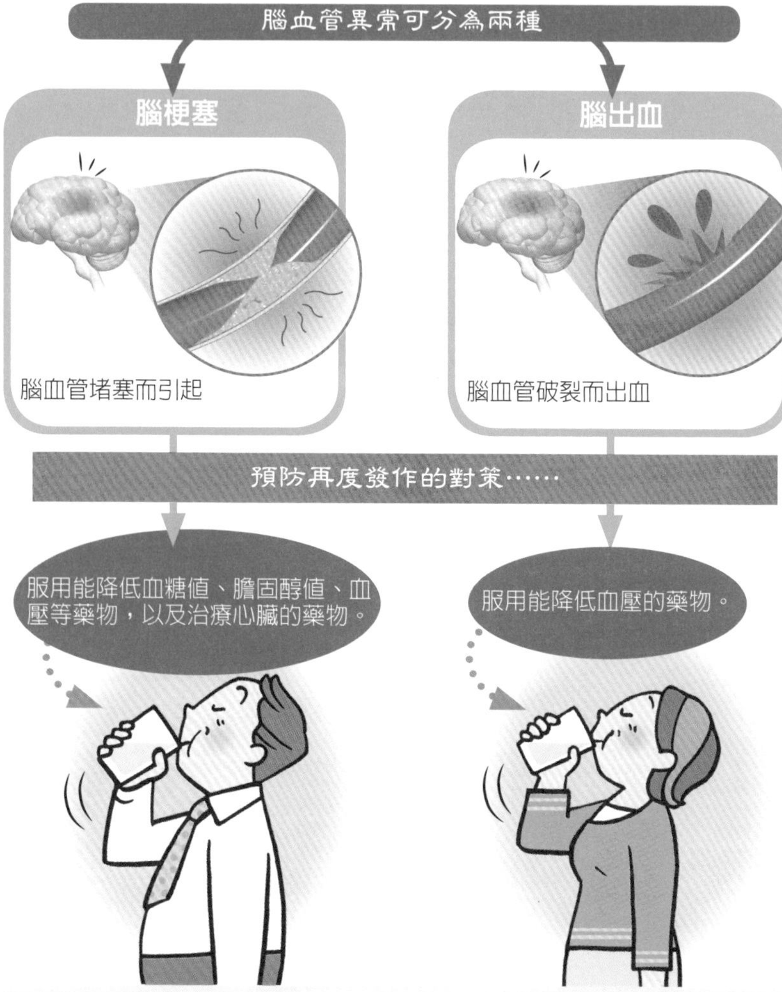
腦血管異常可分為兩種
腦梗塞
腦血管堵塞而引起
腦出血
腦血管破裂而出血
預防再度發作的對策……
服用能降低血糖值、膽固醇值、血壓等藥物，以及治療心臟的藥物。
服用能降低血壓的藥物。

會以藥物療法來預防及治療，這些有可能引發問題的危險因子。

預防堵塞腦血管的血栓藥

預防血栓的藥物，大致有兩種，一種是「抗血小板藥物」，這是用來抑制血液裡的成分之一血小板活動的藥物。血小板是很容易讓血液凝結的成分，許多血栓都是因為血小板凝集在一起而形成，所以抗血小板藥物常常被用來治療腦血管裡因血栓而堵塞的腦血栓。

抗血小板藥物又可分為幾種不同的種類，其中最常被用來預防再度發作的藥，就是「阿斯匹靈」及「噻氯匹定（ticlopidine）」。噻氯匹定是有名的退燒止痛藥，但因為具有預防血液凝結的作用，所以又被用來預防腦梗塞的再度發作。日本常使用的藥物，是具有更強大藥效的噻氯匹定，但因為會有血小板減少症（參考一九五頁）及肝功能障礙等副作用，所以醫師會定期檢查病患，以慎重使用這種藥物治療。

預防血栓的另一種藥物，就是「抗凝血劑」。抗凝血劑能抑制除了血小板之外，其他會造成血液凝結的成分，因此常常被用來治療心臟裡的血栓堵塞腦血管的心因性腦梗塞。

抗凝血劑當中，被認為最有效的就是「華法林（warfarin）」。肝臟能製造出讓血液凝結的成分來，而維他命K則負責協助這種成分的合成，但華法林能有效阻止維他命K的活動，進而阻止生成讓血液凝結的成分。不過若攝取納豆等含有豐富維他命K的食物，就會降低這種治療用藥的效果，或相反地，若這種治療用藥過度有效，很容易造成出血情形，所以若要服用，一定要定期接受醫師檢查，以確認效果及副作用。（**審定注**：以上所提到的預防血栓藥，在台灣都已是常規用藥。）

預防形成血栓的藥物有兩種

1 抗血小板藥物

阿斯匹靈
噻氯匹定等

抑制在血液裡讓血液凝結的血小板活動

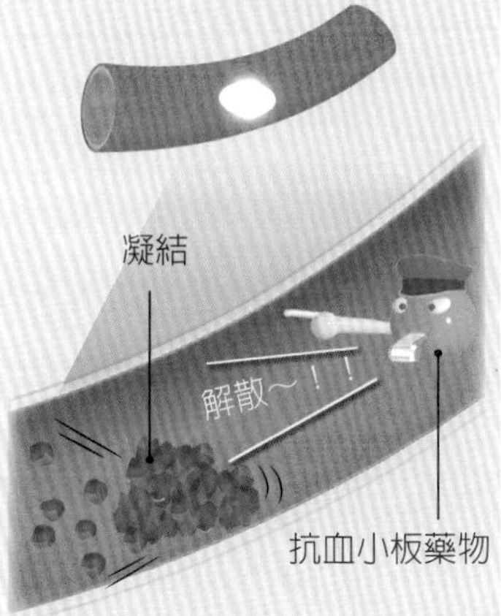
凝結
解散～！！
抗血小板藥物

2 抗凝血劑

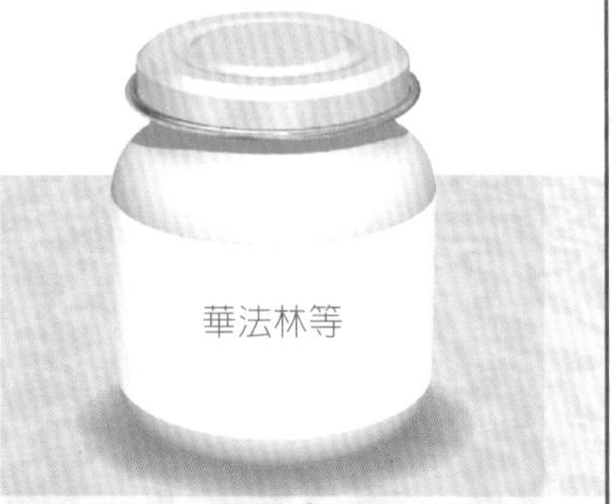
華法林等

抑制血小板之外能讓血液凝結的成分活動

抗凝血劑
華法林
嗶、嗶一
停止工作！！
維他命K
ZZZ…
凝結

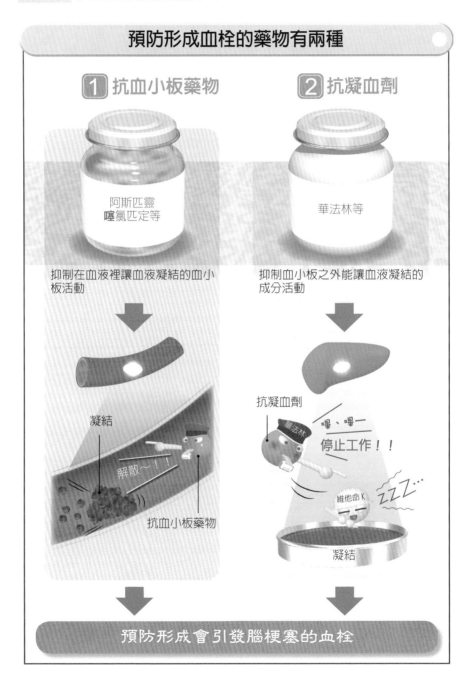

預防形成會引發腦梗塞的血栓

改善憂鬱的藥物

至前一單元為止，已經針對失智症核心症狀當中的認知功能障礙，說明相關的藥物療法，接下來將針對伴隨核心症狀出現的周邊症狀，說明如何以藥物療法來減輕症狀。

失智症周邊症狀中常見的「憂鬱」，不只會讓病患覺得痛苦，也會奪去病患接受復健等治療的意願，有時會因此使疾病惡化，或引發其他周邊症狀，所以必須開處「抗憂鬱藥物」來治療憂鬱症狀。

失智症最常用的抗憂鬱藥物，就是「氟伏沙明（fluvoxamine）」和「帕羅西汀（paroxetine）」等藥物，這些藥物能提高神經傳導物質之一「血清素」的濃度，進而改善憂鬱症狀。

血清素是與心情、意願有密切關係的神經傳導物質，而已知有憂鬱症狀的人，腦裡的血清素濃度會降低，必須使用氟伏沙明或帕羅西汀，來阻止血清素被再度吸收，以維持一定濃度的血清素，進而改善憂鬱症狀。

氟伏沙明及帕羅西汀的安全性，比傳統抗憂鬱藥物高出許多，但仍有可能出現噁心、嘔吐、腹瀉、頭痛等副作用，而且若突然停止服用，有時會導致不安、焦躁感、眩暈等症狀，變得更嚴重，所以服用時，一定要遵從醫師的指示，萬一出現任何身心異常狀況，都必須立刻告知醫師。（**審定注：**除了以上所述，台灣臨床上使用的抗憂鬱劑種類頗多。）

取回治療意願的「抗憂鬱藥物」

「憂鬱」是會奪去病患復健等治療意願的心理疾病

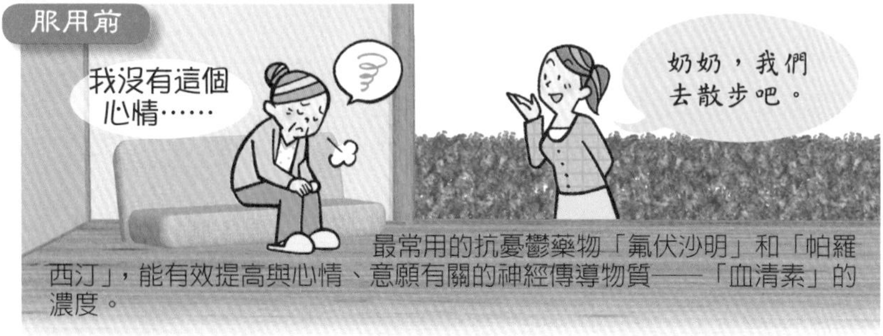
服用前
我没有這個心情……
奶奶，我們去散步吧。

最常用的抗憂鬱藥物「氟伏沙明」和「帕羅西汀」，能有效提高與心情、意願有關的神經傳導物質——「血清素」的濃度。

運作方式……

1 從神經細胞 A 釋放出來的血清素，會被神經細胞 B 的受體吸收掉。

2 一部分的血清素，會被原本的傳送端再吸收回去。

3 「氟伏沙明」和「帕羅西汀」能阻止血清素被再度吸收，藉以維持一定的濃度。

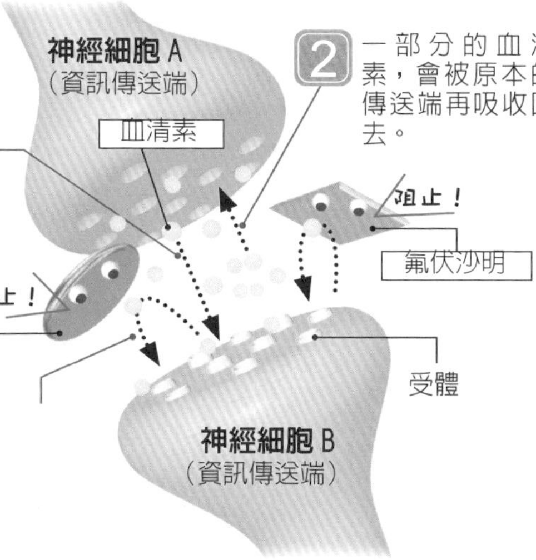
神經細胞 A
（資訊傳送端）
血清素
阻止！
氟伏沙明
阻止！
帕羅西汀
受體
神經細胞 B
（資訊傳送端）

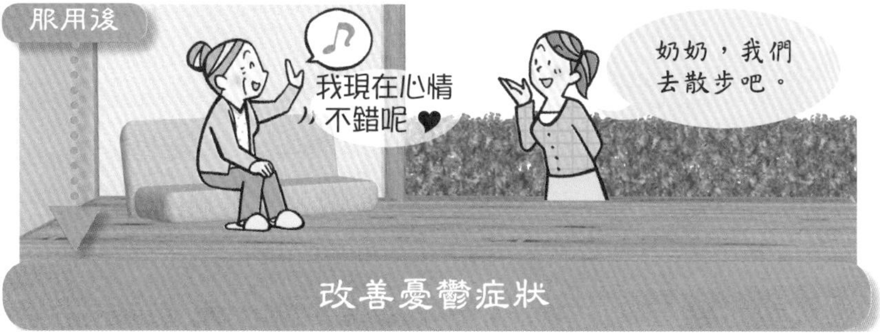
服用後
我現在心情不錯呢♥
奶奶，我們去散步吧。
改善憂鬱症狀

⁉改善妄想、幻覺、攻擊性的藥物

失智症的周邊症狀，還包含妄想、幻覺、徘徊、暴力等情形，不過這些周邊症狀，通常都是因為病患本身的身體狀況、生活環境、周遭人的應對方式等誘因而出現，若有效去除這些誘因之後，仍無法改善症狀，可能就需要開立治療用藥。

經常用來治療失智症周邊症狀的藥物，就是抗精神病藥及抗癲癇藥。出現周邊症狀時，代表腦正處在異常興奮的狀態裡，而抗精神病藥及抗癲癇藥，都具有抑制這種興奮狀態的作用。

抗精神病藥有許多不同的種類，不過多以「氟哌啶醇（haloperidol）」、「硫必利（tiapride）」、「利培酮（risperidone）」等為主；至於抗癲癇藥，則有「丙戊酸鈉（sodium Valproate）」、「卡馬西平（carbamazepine）」等。

不過這些藥物都具有左頁所列的副作用，服用時都必須多加注意，甚至雖然很罕見，也有可能引發「惡性症候群」的嚴重副作用。惡性症候群是會伴隨出現發燒、肌肉僵硬、自律神經失調（低血壓、起身時頭暈目眩、便祕、口渴、不易排尿）等症狀的意識障礙。

由於老人將藥物排出體外的功能，原本就比較低下，所以更必須注意這些副作用來慎重服藥。要預防副作用的發生，最重要的就是遵從醫師或藥劑師的指示服藥，若有任何異狀，一定要立刻告知醫師。（**審定注**：二〇〇五年，美國FDA發表一個「黑盒子警告〔Blackbox Warning〕」，指出所有抗精神藥物都有可能加速認知衰退，增加心血管、腦血管疾病機會與增死亡率。）

抗精神病藥及抗癲癇藥的主要副作用

	藥品成分名	副作用
抗精神病藥	氟哌啶醇	顫抖、肌肉僵硬、失眠、焦躁感、痙攣、静不下來、嘴巴四周及手腳會不由自主地動起來等等
抗精神病藥	硫必利	愛睏、眩暈、站不穩、失眠、焦躁感、頭痛、無力感等等
抗精神病藥	利培酮	顫抖、愛睏、痙攣、静不下來、喉嚨有堵塞感、頻脈等等

	藥品成分名	副作用
抗癲癇藥	丙戊酸鈉	愛睏、站不穩、噁心、嘔吐、食慾不振、流鼻血、貧血等等
抗癲癇藥	卡馬西平	愛睏、站不穩、眩暈、起疹子、心臟衰竭、肝功能低下、急性腎衰竭、貧血等等

注意 除上述症狀外，雖然很罕見，仍有可能引發嚴重副作用的「惡性症候群」。

「惡性症候群」是……

伴隨出現發燒、肌肉僵硬、自律神經失調（低血壓、起身時頭暈目眩、便祕、口渴、不易排尿）等症狀的意識障礙。

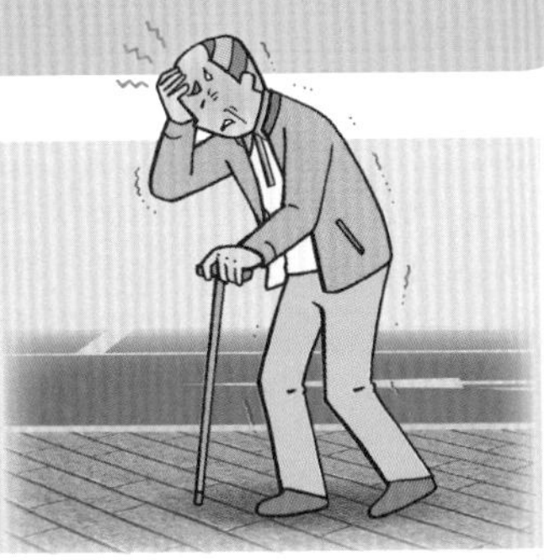

老年病患一定要充分注意這些副作用來慎重服藥，最重要的是遵從醫師或藥劑師的指示服藥。

!? 促進腦功能活化以改善意願低下及眩暈的「腦循環/代謝改善劑」

「腦循環/代謝改善劑」能擴張腦血管，有效利用被腦吸收的氧氣及養分，是一種能促進腦活化的治療用藥。這些藥物經常被用來治療腦中風的後遺症，以改善眩暈、站起來頭暈目眩、發麻等症狀。以往也曾頻繁使用腦循環/代謝改善劑，來治療阿茲海默症及血管性失智症，但這是因為當時還找不到其他有效的治療用藥，不得已才使用的。

之後出現被認為能有效治療阿茲海默症的「多奈哌齊」，於是從二〇〇〇年開始，腦循環/代謝改善劑被重新評估，結果發現大多數的藥物效果都很低，最終被取消認可。不過在這當中，仍有幾種藥物通過評估，被認定依舊有效，至今仍被使用著，這些藥物包含「異丁司特（ibudilast）」、「酒石酸艾芬地爾（ifenprodil tartrate）」、「尼麥角林（nicergoline）」等。（審定注：台灣只收載 nicergoline。）

雖然無法期待這些藥物改善失智症的核心症狀，但至少能改善血管性失智症的眩暈、意願低下等周邊症狀。有眩暈情形時，會使用異丁司特、酒石酸艾芬地爾來治療，若是意願低下，則會使用尼麥角林來治療。

比起前述的抗精神病藥、抗癲癇藥來說，腦循環/代謝改善劑的副作用比較少，不過仍會有愛睏、站不穩、吞嚥障礙、動作遲緩等症狀。

以上是針對阿茲海默症及血管性失智症的藥物療法所做的說明，接下來將針對繼兩者之後，非常常見的「路易氏體失智症」藥物療法，做一番說明。

能活化腦來改善症狀的「腦循環／代謝改善劑」

「腦循環／代謝改善劑」是一種能擴張腦血管，有效吸收氧氣及養分，進而促使腦活化的治療用藥。

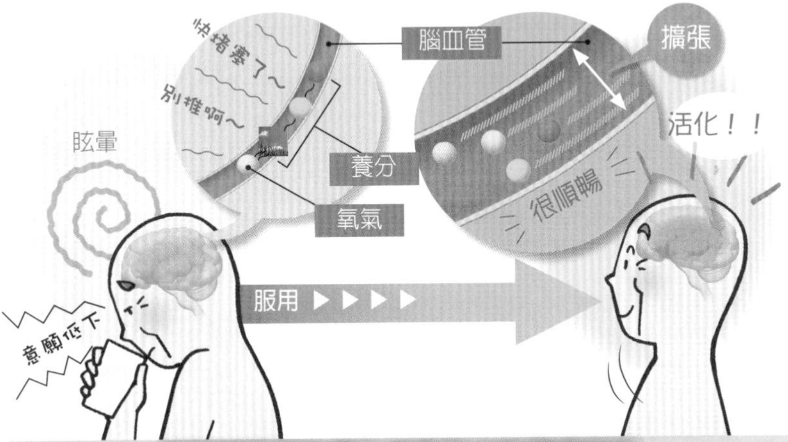

能有效改善眩暈及意願低下等周邊症狀

眩暈時	意願低下時
「異丁司特」、「酒石酸艾芬地爾」	「尼麥角林」

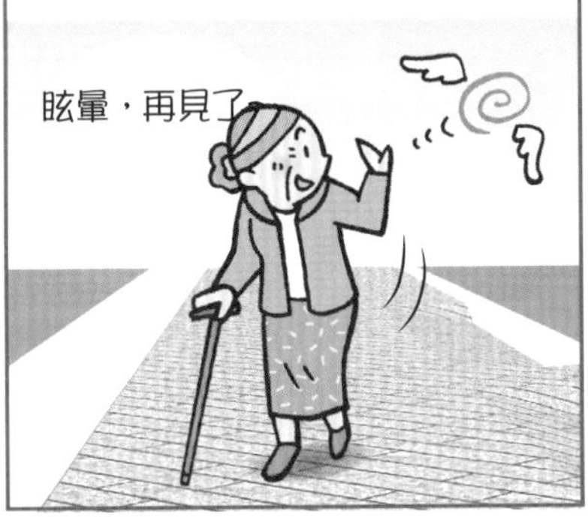

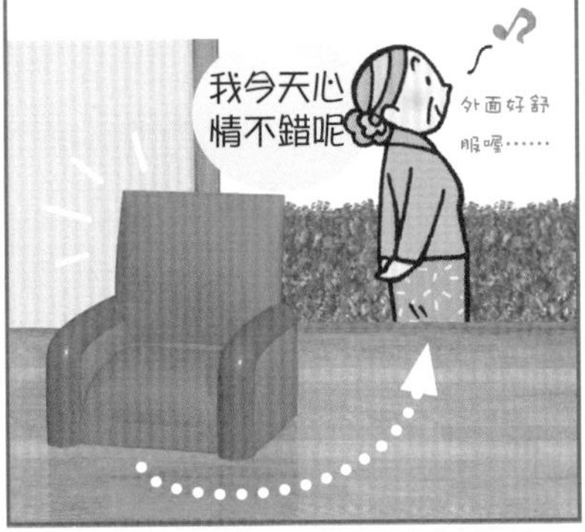

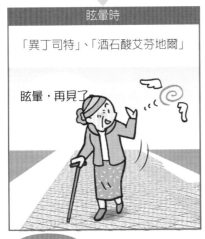

副作用

儘管副作用比較少，偶爾仍有可能出現愛睏、站不穩、吞嚥障礙、動作遲緩等症狀。

「抑肝散」能改善伴隨路易氏體失智症出現的幻視症狀

路易氏體失智症是繼阿茲海默症、血管性失智症之後，最常出現的失智症原因疾患，且與阿茲海默症及血管性失智症一樣，截至目前還沒有找到能夠根治的藥物療法，因此為改善幻視及妄想等周邊症狀，會利用幾種藥物來治療。不過路易氏體失智症的病患，很容易對藥物過度反應，尤其是抗精神病藥，作用及副作用都比較強，服用時一定要非常慎重。

為此路易氏體失智症會採用中藥「抑肝散」（よくかんさん）來治療病患。抑肝散經常被列為路易氏體失智症藥物療法的第一選擇用藥，對治療幻視的效果特別高，不過以副作用來說，仍有可能引發血液裡降低鉀的低血鉀症，所以務必遵守醫師的指示服用。

此外，阿茲海默症治療用藥的「多奈哌齊」，有時也能有效治療路易氏體失智症，只是目前日本還沒有認可列入健保給付對象，因此若要用來治療路易氏體失智症，就必須自費。（**審定注**：台灣只給付阿茲海默症與巴金森氏症的失智症。）

以上所介紹的，就是針對失智症所採用的藥物療法，下一單元開始，將具體介紹幾個失智症的非藥物療法。

改善幻視症狀的「抑肝散」

治療路易氏體失智症時，會採用改善「幻視」及「妄想」等周邊症狀的藥物療法。

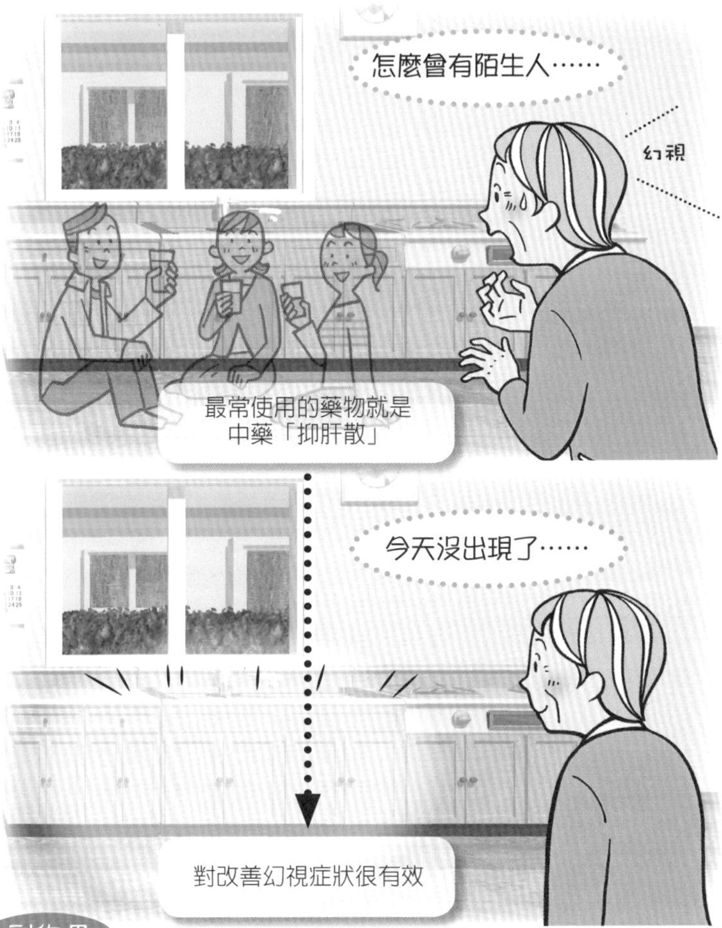
怎麼會有陌生人……
幻視
最常用的藥物就是
中藥「抑肝散」
今天沒出現了……
對改善幻視症狀很有效

副作用

血液裡減少鉀的低血鉀症等。路易氏體失智症病患會對藥物過度反應，尤其是抗精神病藥，作用往往會很強。

敞開心胸度過失智症人生

失智症的非藥物療法，是從完全不同於藥物療法的觀點，來試圖改善周邊症狀的治療法。藥物療法主要是依據疾病種類，來調整腦內物質的失衡情形，藉以活化神經細胞。不過藥物療法存在莫大的個人差異，效果也有一定的極限，所以非藥物療法的目的，就是要從心理層面來治療病患。

以往認為失智症的周邊症狀，是因為腦功能全面低下而引起，但近年來已經得知，病患的心理狀態，也會大大影響周邊症狀。發病後，病患很容易失去與社會的連結，甚至覺得沒有自己的容身之處，因此感到孤獨，加上原本會的事突然開始做不來，這種自信的喪失，影響力遠超過腦的病變。

非藥物療法包含各種有效的復健療法，而不論哪種治療法，比起幫助病患從不會逐漸變成會這件事來說，帶給病患適當的身心刺激，讓病患「感受自己還活得好好的」、「對自己產生自信」，才是更重要的目的。以失智症的復健療法為例來說，只要能讓病患覺得「還是有我會做的事」、「還是有我可去的地方」，就能讓病患產生自信，促使以往不曾使用的神經細胞甦醒，有助活化腦的運作功能。

至於有哪些有效的具體療法，接下來就來探討看看主要的復健療法。

從心理層面來治療病患的「非藥物療法」

藥物療法與非藥物療法的治療方式不同

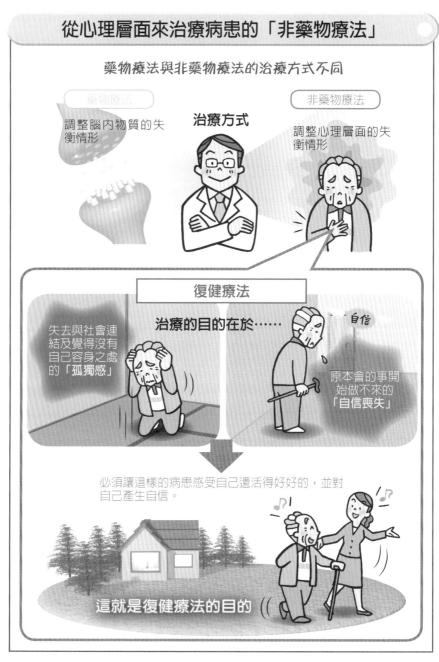

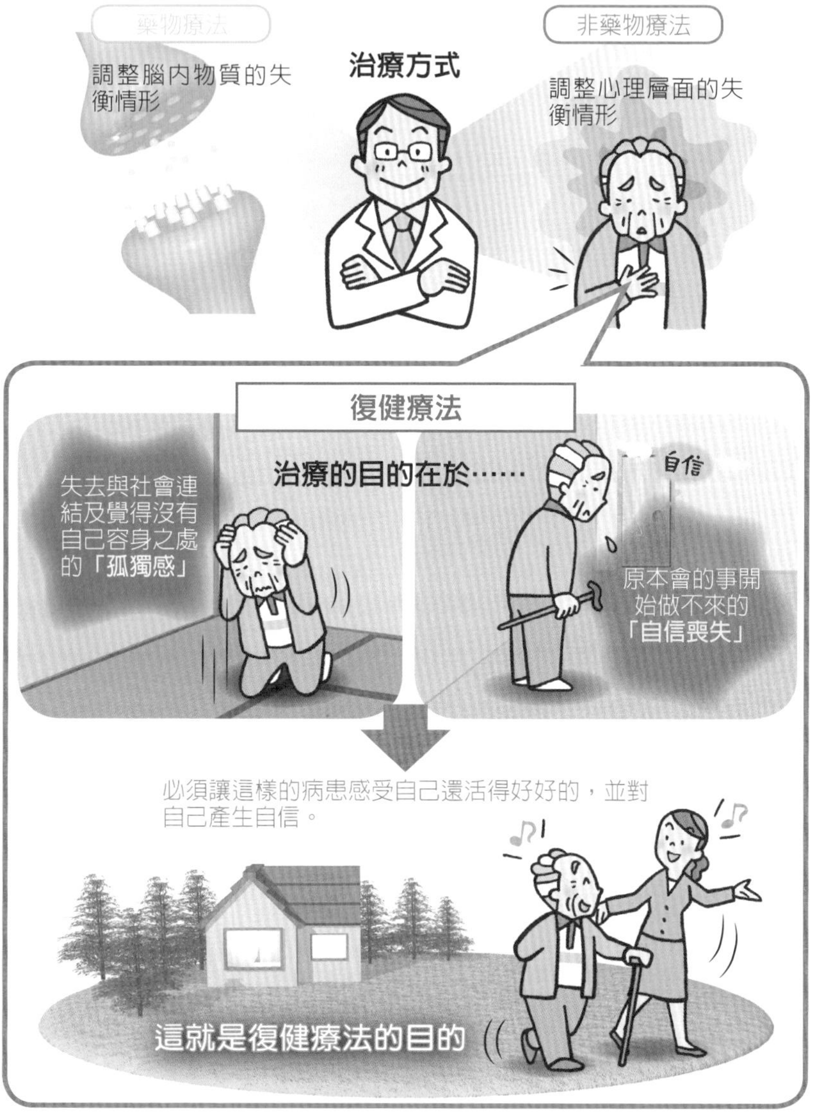
藥物療法
調整腦內物質的失衡情形
治療方式
非藥物療法
調整心理層面的失衡情形
復健療法
失去與社會連結及覺得沒有自己容身之處的「孤獨感」
治療的目的在於……
自信
原本會的事開始做不來的「自信喪失」
必須讓這樣的病患感受自己還活得好好的，並對自己產生自信。
這就是復健療法的目的

⁉ 利用回憶效果的「懷舊療法」

一般來說，老人很喜歡談論往事，因為沉浸在開心及溫暖的回憶裡，能讓老人感受到自己的存在，尤其當老人在述說年輕人應該不知道的事時，還能提高自己的自尊心。

「懷舊療法」是起源於美國的一種心理療法，也是利用述說昔日難忘的回憶，藉以達到效果的復健療法。簡單來說，具體方法就是在精神科醫師或心理治療師的指導下，將6～8名失智症病患組成一個小組，再由組長設定「小學時代」或「小時候的遊戲」等主題，讓病患輪流述說自己的回憶。有時也會實際準備昔日的遊戲道具或工具，或一邊觀賞昔日的影片、照片等物，一邊述說對當年的回憶，以炒熱現場的氣氛。

採用懷舊療法時，能因為喚起昔日的記憶，有效促進腦的活化，同時能與擁有相同經驗的同伴共享回憶，進而引起共鳴，有效減緩不安的情緒，還能透過將心情分享給他人的行為，有效刺激情感。日本國內以厚生勞働省為首，根據許多機構所做的研究結果都顯示，這種療法能有效改善認知功能，包含改善病患的發言內容、提高意願、提高與人溝通的能力、情感及表情等也都變得豐富。

懷舊療法除了前述的團體懷舊療法之外，還有一對一的個人懷舊療法，在家裡就能進行，不妨參考左圖，當作想從病患身上瞭解昔日的種種，讓病患盡量述說往事。

在家就能進行的懷舊療法

在家裡請病患述說昔日的往事，就是有效的「懷舊療法」。

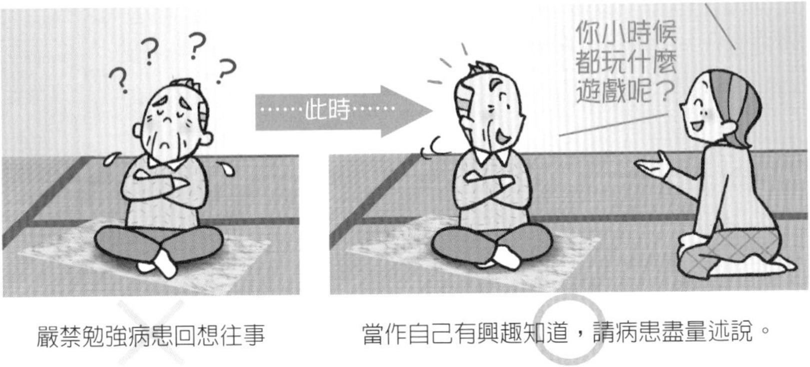

嚴禁勉強病患回想往事

當作自己有興趣知道，請病患盡量述說。

順利引出當年記憶的重點

實際準備昔日的遊戲道具或照片等物，會比較容易引出當年的記憶，聊起來也會比較熱絡。

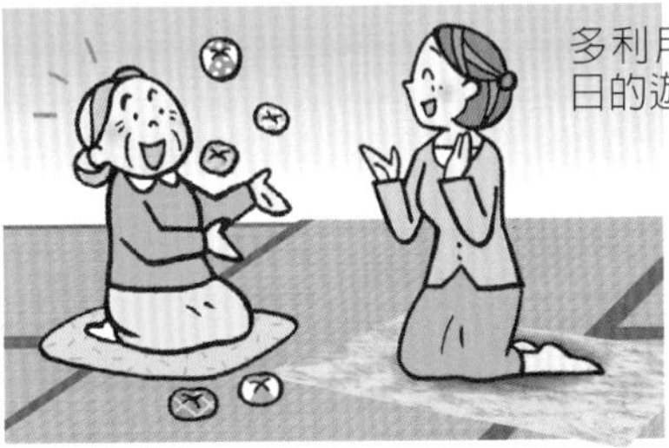

多利用沙包、彈珠、陀螺、劍球等昔日的遊戲道具。

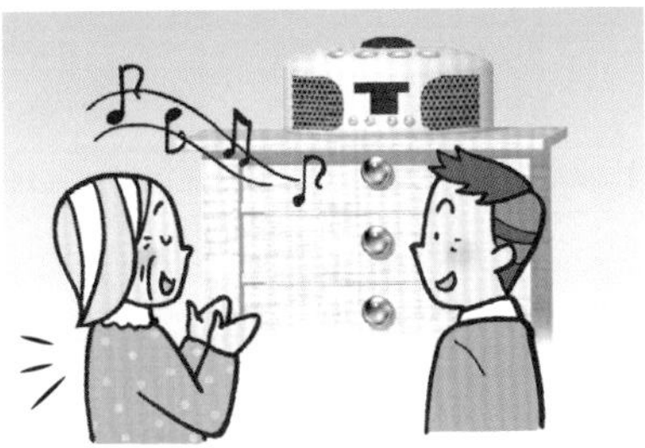

一邊聽當年的流行歌。

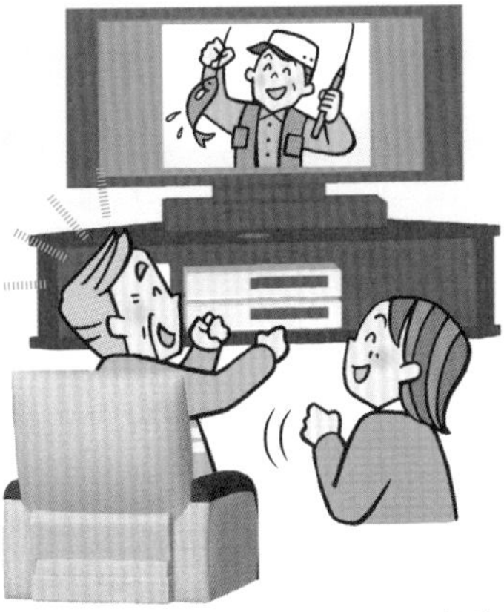

一邊看相簿或與當年有關的種種照片、影片。

⁉ 活用現存認知功能的「現實導向療法」

「現實導向療法」是一種改善病患不記得日期時間、場所、自己與對方的關係等，定向感障礙的復健療法，主要方式是提供病患活用認知功能的機會，讓病患將意識灌注在日期時間、場所等話題上，進而活化腦功能，以提高對現實的認知。

具體的現實導向療法有兩種，其中一種是「小團體現實導向療法」。這種療法是讓幾名失智症病患聚在一起，在專家的指導下，進行事前指定的活動。例如問病患「今天是幾月幾日？」或告訴病患「今天是兒童節」，提出與當天有關的話題，設法在對話當中，提供目前的基本資訊（名字、場所、時間、日期、人物等），讓病患將意識灌注在日期時間、場所等話題上。有時也會讓參加的病患，互相自我介紹，或彼此介紹對方。

另一種方法是「24小時現實導向療法」。這種療法是透過病患及照護人員之間，在日常生活裡的基本溝通過程當中，提供病患機會，重新認知「自己是誰」、「自己目前在哪裡」、「現在是幾點」等。例如在協助病患穿衣服或吃飯等日常生活的照護過程中，由照護人員反覆提出有關日期時間、場所、季節等話題，設法讓病患將意識灌注在這些話題上，或利用上下學的孩童聲音、裝飾在室內的季節花朵等，協助病患改善定向感障礙。

這種刻意讓病患將意識灌注在事物的關係性上，以促進使用認知功能的治療法，目的是要維持並提高病患現存的腦功能。

改善定向感障礙的復健療法

定向感障礙是指不記得日期時間、場所、自己與對方的關係。

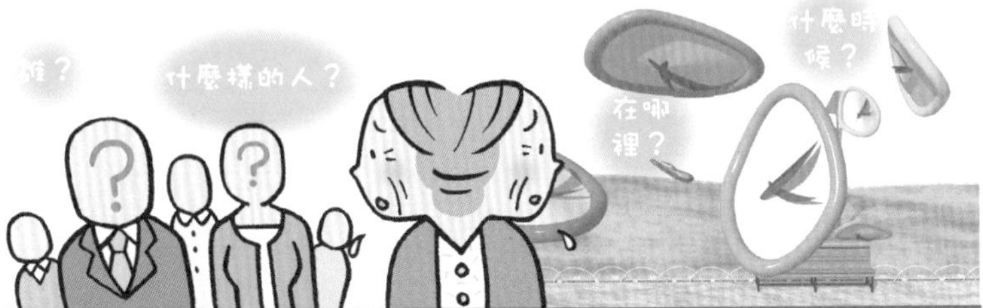
誰？
什麼樣的人？
在哪裡？
什麼時候？

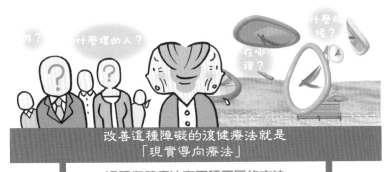

改善這種障礙的復健療法就是
「現實導向療法」

這種復健療法有兩種不同的方法

1 小團體現實導向療法

在專家的指導下，以小團體方式，協助病患維持並提高腦功能。

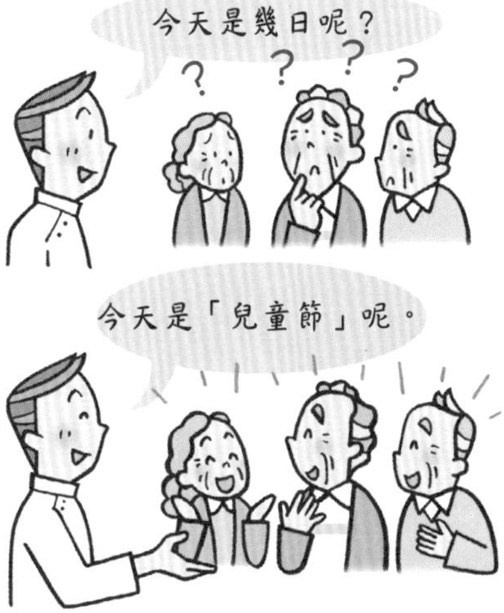
今天是幾日呢？
今天是「兒童節」呢。

提出與當天有關的話題，讓病患將意識灌注在日期時間、場所等話題上。

2 24 小時現實導向療法

協助病患在與照護人員的日常生活對話中，設法維持並提高腦功能。

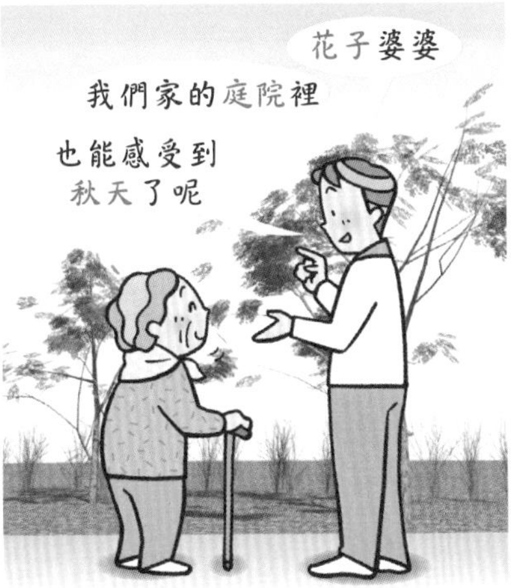
花子婆婆
我們家的庭院裡
也能感受到
秋天了呢

反覆提出日期時間、場所、季節等話題，讓病患將意識灌注在這些話題上，以協助病患改善定向感障礙。

!? 回復日常穩定生活的復健療法

為幫助失智症病患，維持及回復日常的穩定生活，可採取各種能提高病患身心功能的復健療法，包含運動功能及生活動作功能等在內。復健療法的內容及種類，會依失智症病患的症狀，以及提供復健療法的機構而不同，在此以常見的復健療法為主，來進一步說明。

身體能力訓練

透過提升站立、行走、保持正確姿勢等基本運動功能的訓練及體操，來維持並提高各種日常生活所需的動作能力（日常生活動作能力）。

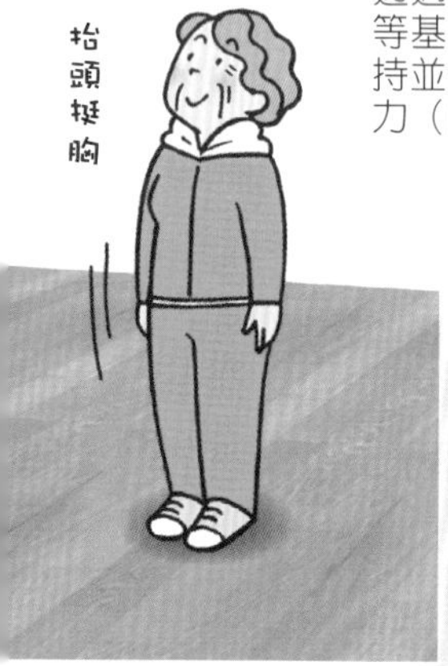

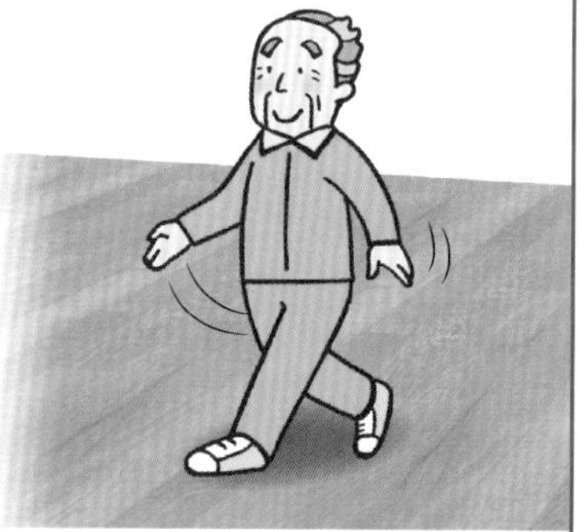

ADL 訓練・指導

針對從床上移動到輪椅上、穿衣服、吃飯、洗臉等日常動作，進行訓練及指導，同時加強病患家人對失智症的理解，以及學習照護的方式。

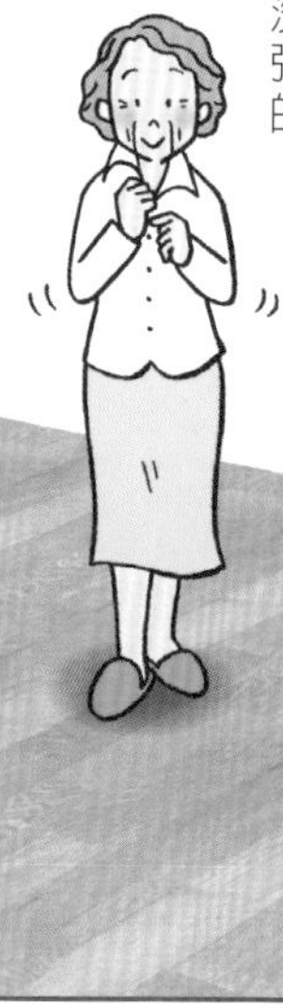

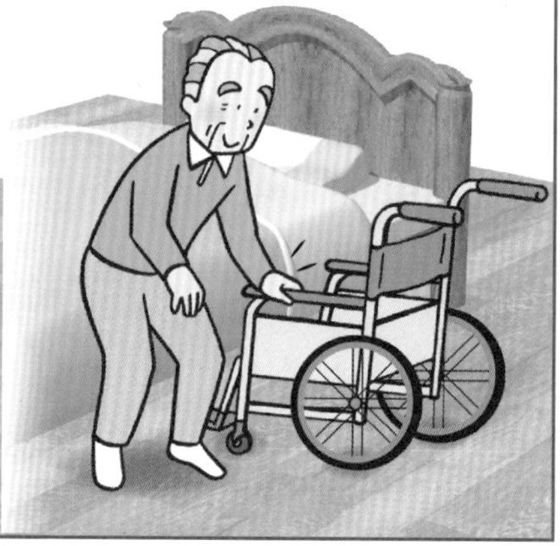

提高身心功能的復健療法

創作活動

從裁縫、手工藝、園藝等興趣當中，選擇失智症病患還保有功能且能發揮的項目，再協助病患實際進行活動，讓病患體驗「自己會的事」，從而感受喜悅及充實，藉以活化生活。

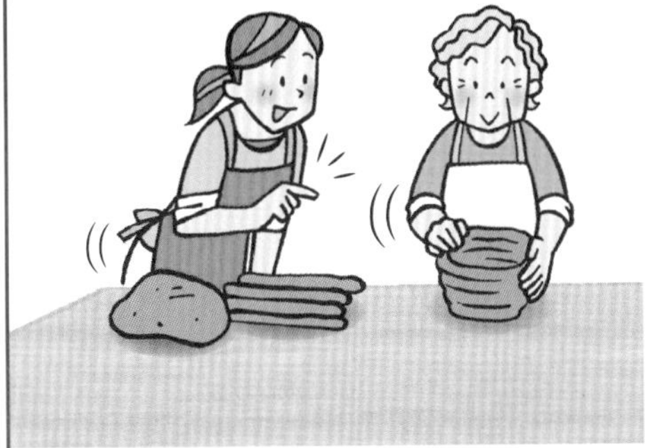

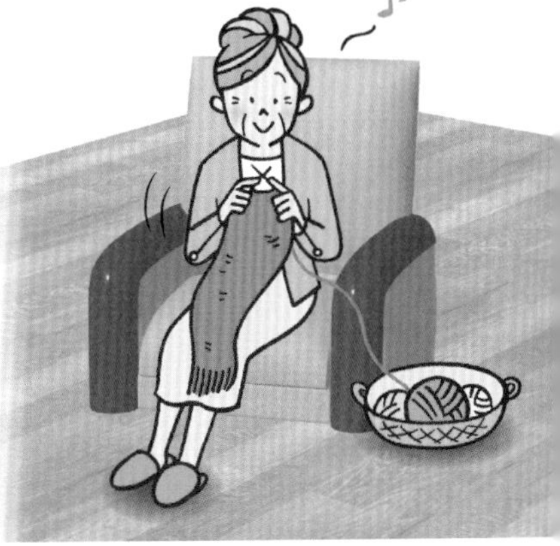

團體作業療法

由團體一起進行運動、音樂、遊戲、創作等活動，或舉辦慶生會等活動，以提高病患的身心功能，同時也提供病患與他人交流的機會。

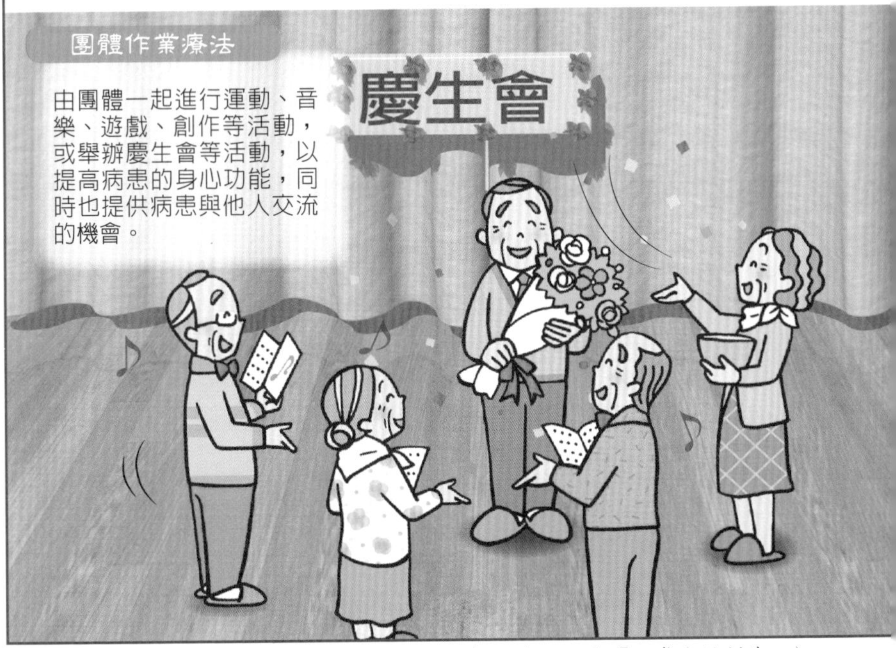

（**審定注**：ADL〔Activities of Daily Living〕訓練，即是「日常生活訓練」。）

其他引起廣大迴響的非藥物療法——「音樂療法」「臨床美術」「學習療法」「寵物療法」

除前述的種種復健療法之外，近年來還有幾種引起熱烈話題的復健療法，在此一併介紹。

寵物療法

和比自己嬌小、弱小的寵物相處，能重新喚起病患對愛情的感覺，表情自然會變得豐富，也能取回安心感與自信，尤其是重度失智症病患，或意願低下的病患，通常都能收到提升安心感的莫大效果。

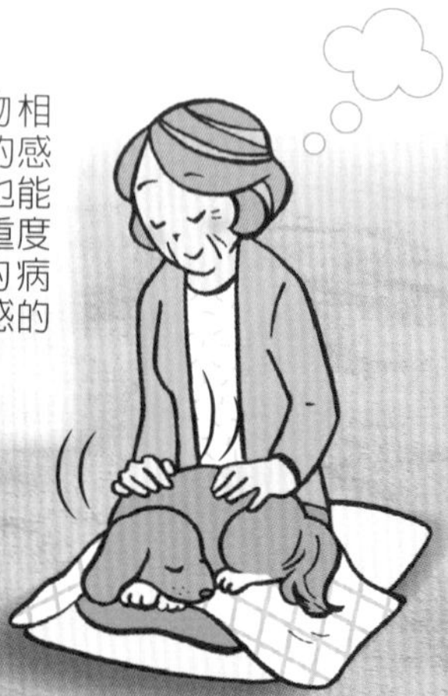

臨床美術

由臨床美術專家指導失智症病患描繪對象物的療法。罹患失智症時，會開始對物品的形狀及空間，產生認知上的困難，採用這種療法，能幫助病患重新認識立體對象物，且將對象物以平面方式描繪出來，還能促進腦的活化，對抑制智能低下、穩定心情、提高意願、提高注意力等，都很有效。

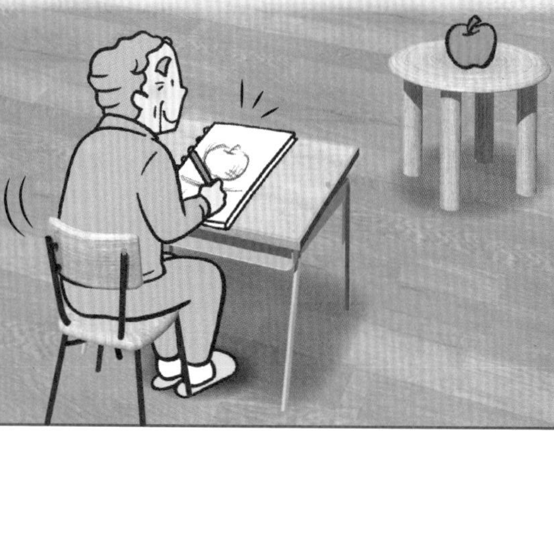

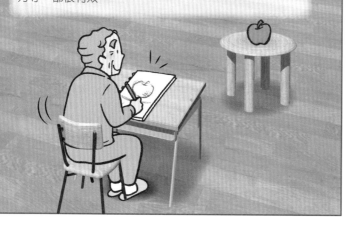

其他非藥物療法

學習療法

1 位數的簡單計算或讀寫文章，都能促進腦的活化，有助提高意願及氣力。解開簡單問題時，能促進腦的活化，所以最好選擇病患能完全正確解出的問題。這種療法也能在家進行，不過需要家人協助，此時應盡量下工夫，讓病患能樂在其中，才能有效提高病患的解題意願。

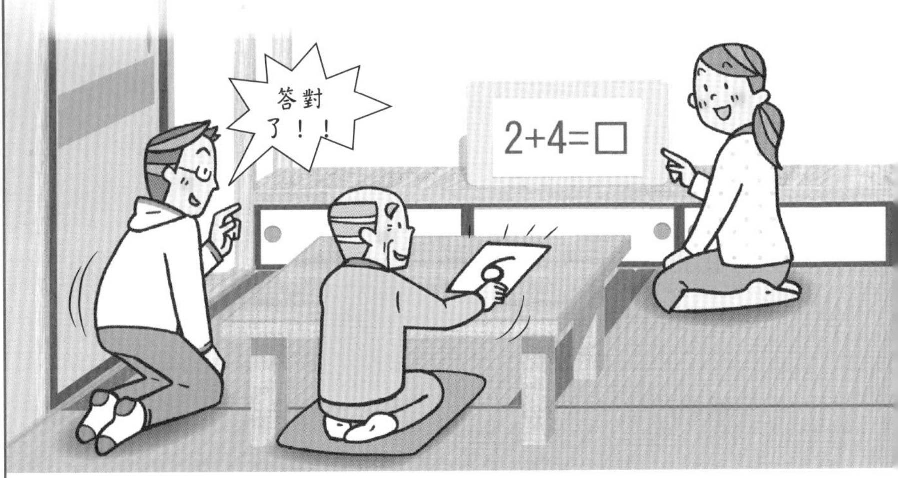

音樂療法

演奏簡單的樂器、配合歌曲拍手、到 KTV 唱歌、大家一起合唱等，有許多方式可以利用，尤其是由音樂療法專家所設計的課程，會加入許多讓病患覺得很懷念的歌曲，有助病患回想記憶，也能回顧自己的人生，進而恢復原有的自信。

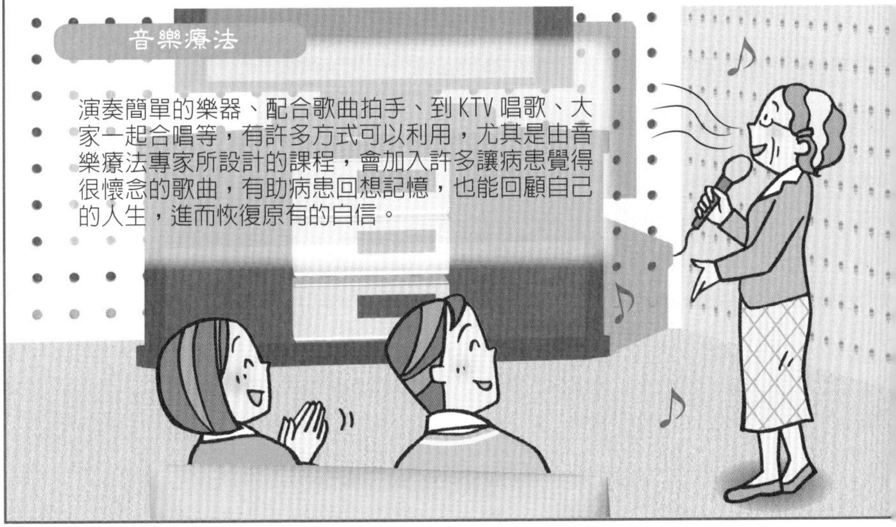

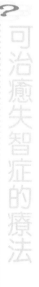

「慢性硬腦膜下血腫」可動手術切除

如前述，有些失智症是「可治癒的失智症」，因此在本章最後，將說明失智症的治療法。

首先是「慢性硬腦膜下血腫」。慢性硬腦膜下血腫是頭蓋骨內側的硬腦膜，與蜘蛛網膜之間囤積血液的疾病，當囤積的血液凝結成塊（血腫），壓迫到周圍的組織時，就會引發失智症。

要治療慢性硬腦膜下血腫，可以動手術將血腫去除。實際的治療方法有兩種，一種是「開顱手術」，直接切開頭部將血腫切除，另一種是「顱骨鑽洞術」，在頭蓋骨上鑽一個或幾個小洞，然後插入管子將血腫吸出，最後再用生理食鹽水洗淨。

採用顱骨鑽洞術，並不需要全身麻醉，只需局部麻醉就能進行，而且不是在身體上動刀，就腦外科手術來說，算是比較簡單的手術，也不會帶給病患身體上太大的負擔。

一般來說，幾乎所有案例都只要進行顱骨鑽洞術即可，除非病患不斷復發，才需要採取開顱手術。

可治癒失智症的治療法1—「慢性硬腦膜下血腫手術」

慢性硬腦膜下血腫是頭蓋骨內側的硬腦膜，與蜘蛛網膜之間囤積血液的疾病。

有兩種不同的手術法

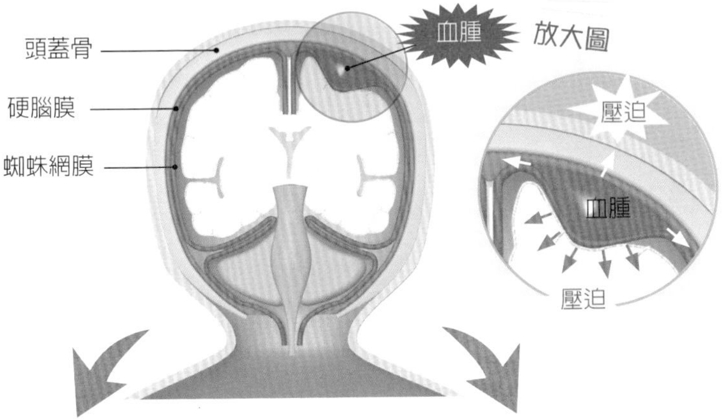
頭蓋骨
硬腦膜
蜘蛛網膜
血腫
放大圖
壓迫
血腫
壓迫

1 開顱手術

2 顱骨鑽洞術

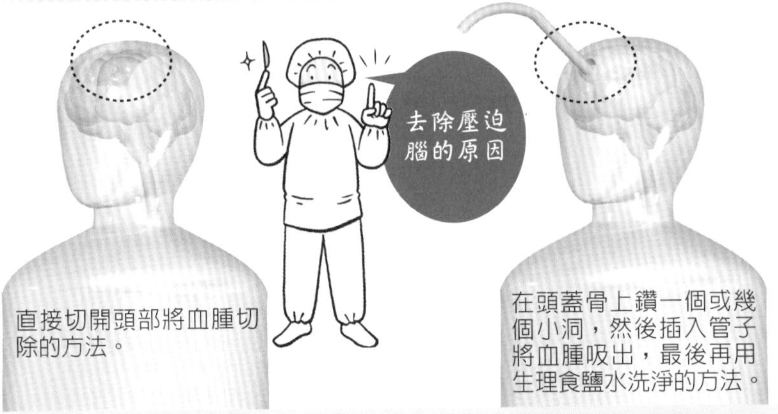
去除壓迫腦的原因
直接切開頭部將血腫切除的方法。
在頭蓋骨上鑽一個或幾個小洞，然後插入管子將血腫吸出，最後再用生理食鹽水洗淨的方法。

通常顱骨鑽洞術只會採取局部麻醉的方式進行，而且不是在身體上動刀，就腦外科手術來說，算是比較簡單的手術。

⁉「常壓性水腦症」可採用腦脊髓液繞道引流手術

頭蓋骨內部充滿了被稱為腦脊髓液的液體，而「常壓性水腦症」，就是這種腦脊髓液囤積過多在腦室裡，導致腦室擴張的疾病。

一般來說，脊髓液在腦及脊髓處循環後，會被頭部的靜脈吸收，讓腦室裡的腦脊髓液，維持在一定的量，但罹患常壓性水腦症時，由於循環功能出現障礙，導致靜脈無法吸收腦脊髓液，才讓腦脊髓液囤積過多在腦室裡，結果過剩的腦脊髓液壓迫到腦，引發行走障礙及失智症。

要治療常壓性水腦症，可以採用「腦脊髓液繞道引流術」，將多餘的腦脊髓液，利用繞道手術從腦室引流排出。腦脊髓液繞道引流術的實際方法有三種，第一種是從腦室引流到腹腔的方法，第二種是從腦室引流到心房的方法，第三種則是從腰椎引流到腹腔的方法。

其中最常採用的方法，就是第一種從腦室引流到腹腔的方法。這種方法是先將頭蓋骨鑽出小洞，再插入管子直到腦室，管子的另一端則從頭部一路伸到脖子、腹部的皮膚下，直到腹腔裡，接著利用這根管子來排出腦脊髓液，以調整腦的壓力，同時會在頭皮下裝上壓力控制球，以預防腦脊髓液逆流回腦室。

採用這種手術，可以讓腦室回復原有的大小，也能改善症狀，實際上資料顯示，行走障礙的改善率高達9成以上，失智症及尿失禁的改善率也達到5成左右。不過這種手術對失智症已經惡化的病患來說，會比較困難，也不容易回復，突顯及早發現、及早治療的重要性。

可治癒失智症的治療法 2—「腦脊髓液繞道引流術」

腦裡充滿被稱為腦脊髓液的液體，而「常壓性水腦症」，就是這種腦脊髓液囤積過多在腦室裡，導致壓迫到腦的疾病。

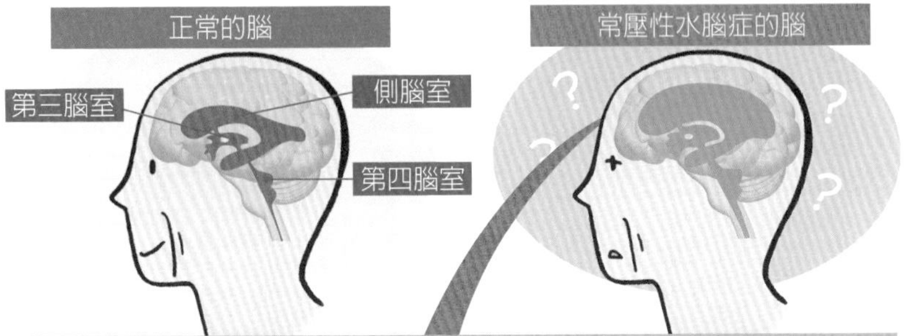
正常的腦
常壓性水腦症的腦
第三腦室
側腦室
第四腦室

要治療常壓性水腦症，可以採用將多餘的腦脊髓液，利用繞道手術排出的「腦脊髓液繞道引流術」。

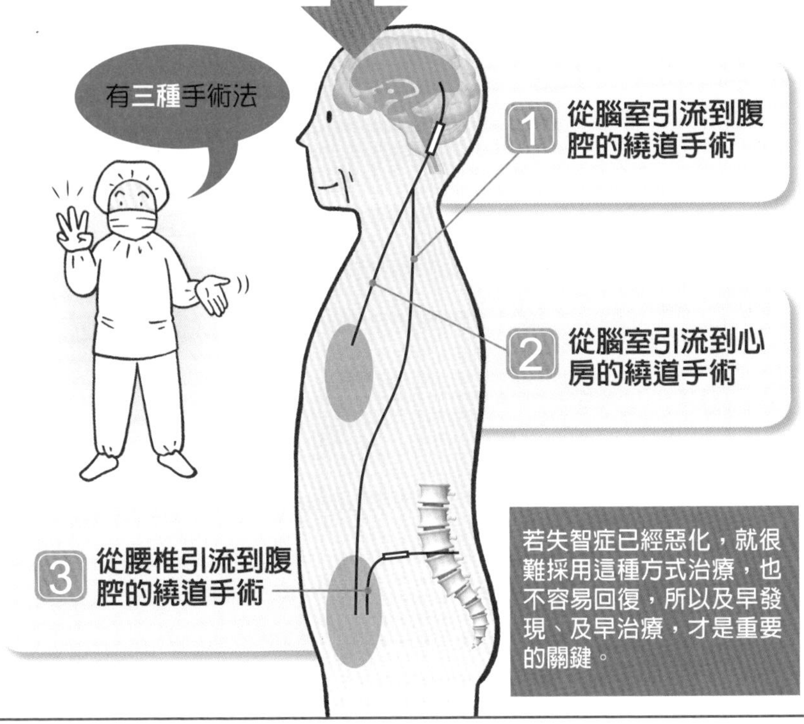
有三種手術法
1 從腦室引流到腹腔的繞道手術
2 從腦室引流到心房的繞道手術
3 從腰椎引流到腹腔的繞道手術
若失智症已經惡化，就很難採用這種方式治療，也不容易回復，所以及早發現、及早治療，才是重要的關鍵。

!? 其他可治癒失智症的治療法——「甲狀腺功能低下症」「腦腫瘤」

「甲狀腺功能低下症」也是會引發失智症的一種疾病，所以只要治好甲狀腺功能低下的情形，同樣能改善失智症。

甲狀腺功能低下症是甲狀腺分泌甲狀腺荷爾蒙的能力低下，導致新陳代謝功能跟著低下，引發思考力和注意力變差、健忘情形愈來愈嚴重等失智症的症狀。要治療這種疾病，可以服用「甲狀腺荷爾蒙藥」，來補充甲狀腺荷爾蒙，就能有效改善失智症的症狀，也能改善慢性疲勞感、倦怠感、不易出汗等症狀。雖然有可能一生都必須持續服藥，但至少能以比較簡單的藥物療法來控制症狀，所以不必過度擔心。

最後再針對「腦腫瘤」所引起的失智症治療法，做一番說明。罹患腦腫瘤時，會因為腦裡的腫瘤壓迫到腦，引發失智症的症狀，因此要治療腦腫瘤，一般都會直接動手術將腫瘤切除，不過條件是腦腫瘤屬於良性腫瘤，而且長在能切除的部位，才有辦法進行手術切除。除了手術方法之外，還有利用放射線照射病灶處的放射線療法，以及使用抗癌藥物等方式，將腫瘤縮小的治療法。儘管治療法非常多樣化，不過基本上都會依據病患的狀態，採取最適當的方式治療。

以上是針對失智症治療的三大主軸當中，藥物療法及非藥物療法的說明，在本書的最後一章裡，將針對另一大主軸照護，說明各種不同案例的應對訣竅，以及政府支援制度的活用法等。

可治癒失智症的治療法 3—「甲狀腺功能低下症」「腦腫瘤」

甲狀腺功能低下症的治療法

只要治好甲狀腺功能低下的情形，就能改善健忘、注意力低下等失智症的症狀。

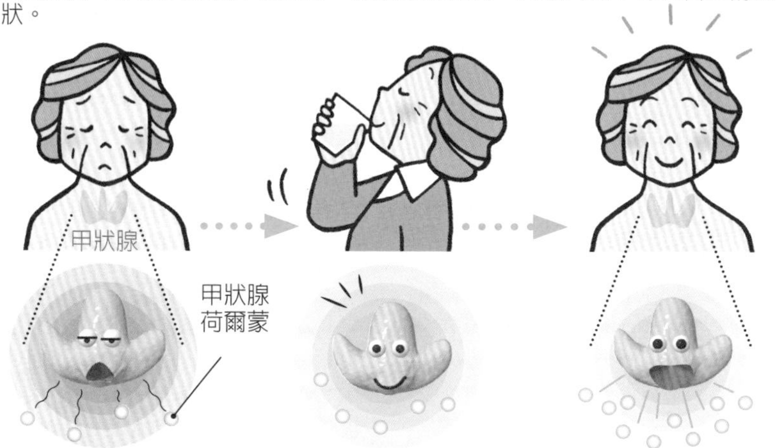

甲狀腺荷爾蒙低下，引發失智症的症狀。

服用甲狀腺荷爾蒙藥，來補充甲狀腺荷爾蒙。

甲狀腺荷爾蒙恢復正常的量，進而改善失智症的症狀。

腦腫瘤的治療法

一般會採用動手術的方式切除腫瘤，不過也有放射線治療法，以及抗癌藥物等，依據病患狀態，會有各種不同的治療法。

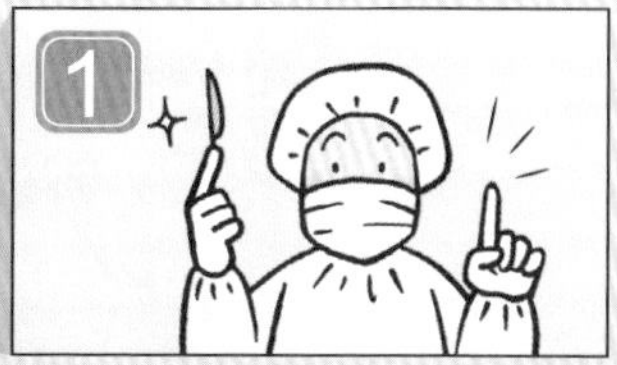

動手術將腫瘤取出

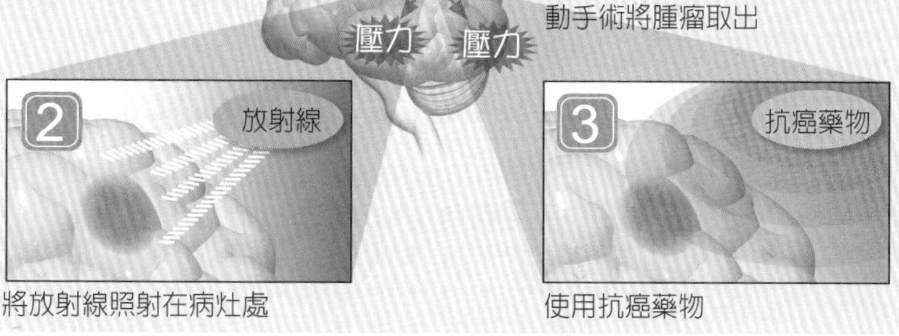

將放射線照射在病灶處

使用抗癌藥物

特別提醒

column

失智症並非老人的專利！？「早發性阿茲海默症」

儘管老化是引發失智症的原因之一，但其實失智症並非老人的專利。

尤其是失智症的原因疾患之一阿茲海默症，往往被誤認為是老人特有的疾病，雖然阿茲海默症確實是好發在 65 歲以上的老人身上，但即使是年輕人，仍有可能發病，因此特別將 65 歲以下的人所罹患的阿茲海默症，另外稱為「早發性阿茲海默症」，以示區別。

早發性阿茲海默症甚至有可能出現在 10 多歲的孩子身上，不過最常見的還是 40~50 多歲的年齡層，而且以女性居多。

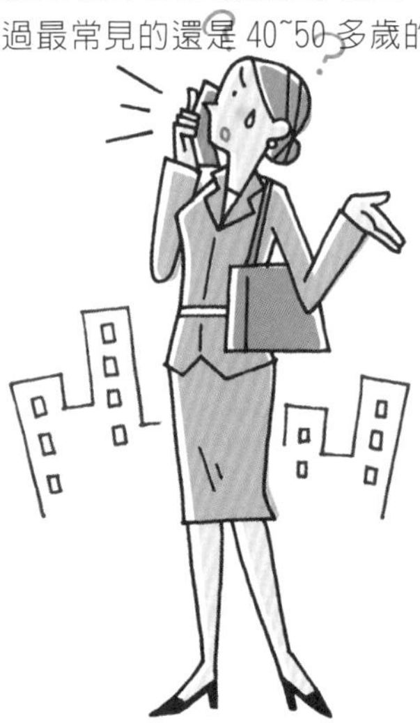

就症狀來說，和老人的阿茲海默症相同，都會從健忘開始，初期甚至會有頭痛、眩暈、失眠、不安、主動性低下、憂鬱等症狀，但這些症狀，很容易被誤以為是來自工作上的壓力或憂鬱症，所以更需要特別留意。

早發性阿茲海默症的惡化速度，會比老人的阿茲海默症還快，症狀通常也會比較嚴重。一旦症狀惡化，就會開始忘記開會的時間、場所、客戶的名字等，對正在衝刺事業的這個年紀的人來說，連要繼續工作下去恐怕都有困難。

早發性阿茲海默症的發病原因，與老人的阿茲海默症一樣，都是 β 澱粉樣蛋白造成老人斑，以及腦的萎縮所引起，甚至也有專家指出，早發性阿茲海默症與遺傳有關。雖然不必對這種疾病抱持過度的恐懼，但也不能過度樂觀，認為失智症的問題對自己來說，是「遙遠的將來」，尤其是家族中有人罹患阿茲海默症，自己的健忘及失誤情形又頻繁出現時，最好還是盡早接受專業醫師的檢查比較好。

第4章

The fourth chapter

與失智症家人共同安心生活

在失智症的治療法中，「照護」占了非常大的比率，其中又有許多失智症病患，都是在家接受照護，因此本章將介紹居家照護所需的知識，並提供重點，希望照護者及被照護者都能安心生活。

為豐富失智症人生所需的「照護」

與家人一起安心生活

以往人們都誤以為罹患失智症時，就會「什麼事也不會」、「完全失去自己的人格」，因此只要聽到要照護失智症病患，就會聯想到得幫病患餵食三餐以及洗澡，照顧病患的所有日常生活。

但近年來的研究，已經讓我們得知，除非病患的症狀已經惡化到非常嚴重的地步，才有可能真的什麼都不會。許多病患即使罹患失智症，在初期階段裡，還是擁有相當豐富的情感，身體功能也還維持著不錯的水準。

今日對失智症病患的照護，已經懂得在尊重病患的個性下，盡可能幫助病患維持以往的生活方式，努力維護病患身為一個人的尊嚴。

不過實際上要達到理想的照護方式，當然沒有嘴上說得簡單，尤其是居家照護，往往最後還是由媳婦或妻子或丈夫，獨自一人承擔起所有工作，導致許多照護者到後來自己身心健康都受損。不僅如此，若照護的人因為身心承受莫大壓力，在反動之餘，反而對失智症病患採取和理想的照護方式相反的態度時，很容易造成病患的症狀惡化，事實上這已經引起很大的問題。

要讓失智症病患及其家人都能過得安心，就必須對居家照護擁有一定程度的理解。

今日對失智症照護的看法

以往提到失智症時……

「什麼事也不會」
「完全失去自己的人格」

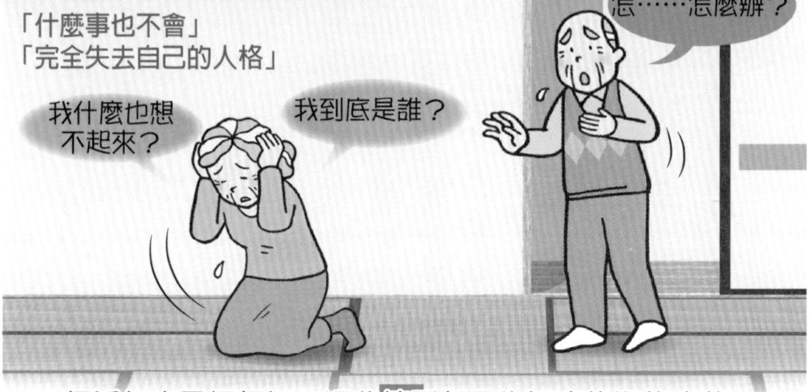
我什麼也想
不起來？
我到底是誰？
怎……怎麼辦？

但近年來已經得知，這些情形都是失智症後期的症狀，
在初期階段裡，病患其實還保有「豐富的情感」。

因此今日對失智症的照護目的……

尊重病患個性的照護

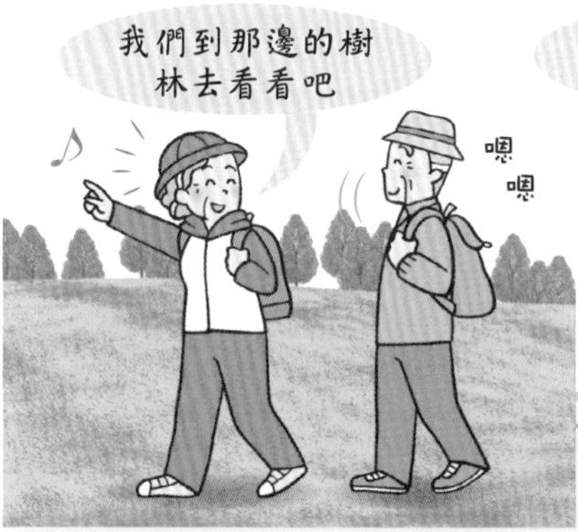
我們到那邊的樹
林去看看吧
嗯
嗯

協助病患維持以往生活方式的照護

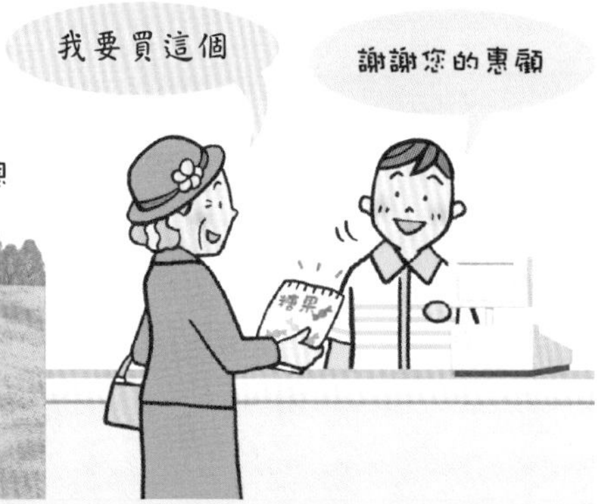
我要買這個
謝謝您的惠顧

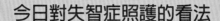

照護失智症病患時，應尊重病患的個性，盡可能協助病患維持以往的生活方式，努力維護病患身為一個人的尊嚴。

必要的「家人協助體制」

失智症病患的家庭成員以及家庭環境，當然都不一樣，所以同樣都是居家照護，相信每一個家庭的實際情況一定都不同，不過幾乎所有家庭都共通的一點，就是「照護工作幾乎都集中在某一人身上」。

但是當病患的症狀開始惡化時，照護者就會被迫忙著應付病患的症狀，例如剛剛才發生的事，馬上就忘了，只好一直回答病患不斷重複提出的問題，或明明已經吃過飯了，卻被病患抱怨「你今天整天都沒有拿東西給我吃」，加上病患又是一個成人，隨著身體功能的低下，還得幫忙病患穿衣服、排泄、入浴，種種吃重的工作要完全由一人負責，就肉體面及精神面來說，都是不可能的事。

所以居家照護絕對需要其他家人的協助，只是每個人的狀況都不一樣，要所有家人平均分攤照護的工作，恐怕也不容易，所以至少應在自己能力範圍內，盡量幫忙做家事或照護病患，甚至只要多說一些慰勞照護者的話，或聆聽照護者抒發內心的鬱悶情緒，都能帶給照護者莫大的心理安慰。

若沒有住在一起，就多利用假日回去幫忙照護或做家事，或常打電話聆聽照護者的心聲，即使無法減輕照護者的實質負擔，至少也能成為照護者心理上的強大支柱。

若必須居家照護病患的話，一定要事先準備好家人的協助體制，這才是最重要的事。

「居家照護」時能協助家人的重點

重點 1 支援家事及照護工作

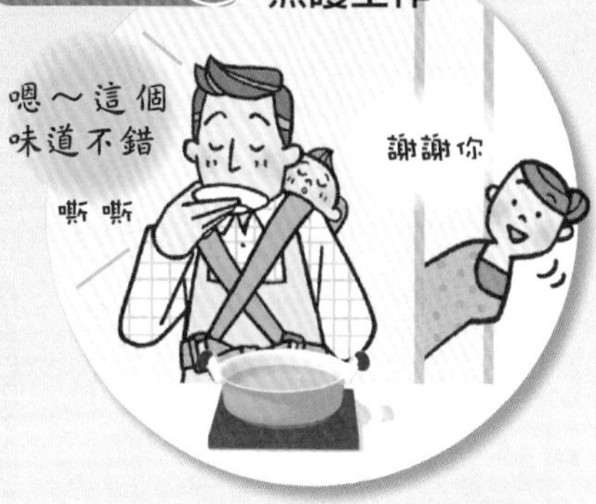

嗯～這個味道不錯
嘶嘶
謝謝你

重點 2 隨時表達慰勞之意

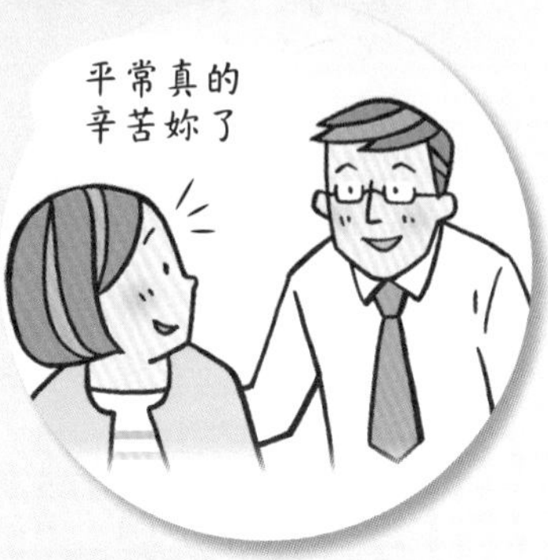

平常真的辛苦妳了

重點 3 聆聽照護者的鬱悶心聲

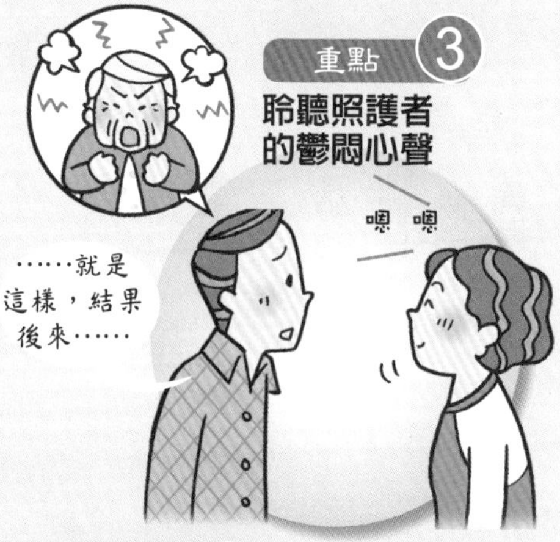

……就是這樣，結果後來……
嗯 嗯

重點 4 假日回去幫忙照護或做家事

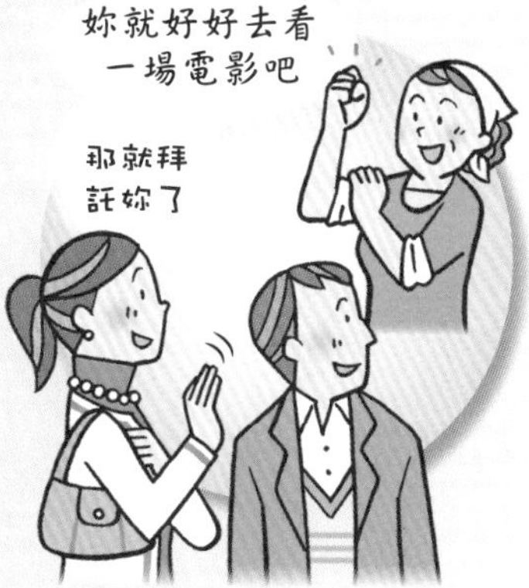

妳就好好去看一場電影吧
那就拜託妳了

重點 5 若住得很遠就多打電話慰勞照護者

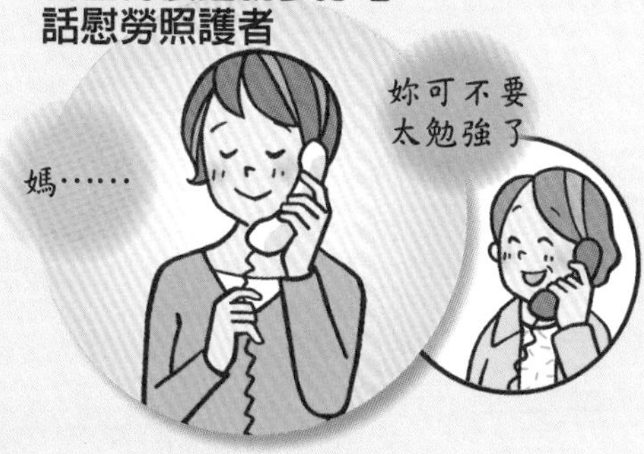

媽……
妳可不要太勉強了

爲避免需要居家照護時，所有照護工作全集中在某一人身上，一定要事先準備好家人的協助體制，這才是最重要的事。

!? 應對方式得當，就能減輕照護的負擔

關於失智症的「照護」，不僅與藥物療法及非藥物療法的治療同等重要，有時甚至占據更重要的位置，因為只要照護得當，效果往往超越藥物療法及非藥物療法。

罹患失智症時，會有記憶力及認知功能低下的核心症狀，以及伴隨核心症狀出現的周邊症狀，其中對病患家人來說，承受莫大痛苦且往往最具負擔的症狀，就是幻覺、妄想、徘徊等周邊症狀，只是這些周邊症狀受環境的影響大過受病情惡化的影響，所以只要周遭的人應對病患的方式得宜，就能減輕病患的症狀。

失智症發病時，會出現記憶力及認知功能低下的症狀，當然就會因此增加失敗的情形，尤其是健忘及判斷力低下時，會讓病患感到不安與焦慮，很容易因此產生妄想，甚至出現徘徊等問題行為，使得病患家人，雖然心裡很清楚「這是失智症所引起，也是沒有辦法的事」，但仍忍不住出聲斥責病患，或對病患說教，試圖糾正病患的錯誤行為。

但其實對失智症病患而言，斥責或強硬口吻的說教，都只會得到反效果，只會加深病患的不安及恐懼、憤怒、反抗等情緒，不但容易讓病情惡化，也會更增加照護者的負擔。

相反地，只要能消除失智症病患的不安及恐懼情緒，幫助病患平靜下來，就能改善病患的問題行為，也能因此減輕照護的負擔。

所以接下來將重點解說，如何適當面對失智症病患。

協助及照護的最基本關鍵

首先須理解病患的心情

照護的基礎，始於正確理解失智症這種疾病，以及理解失智症病患的心情。

失智症的周邊症狀之一，有暴力和口出惡言，所以當一向個性溫和又充滿智慧的病患，突然出現這種症狀時，家人或許會覺得「這個人完全變了一個人」，但其實憤怒是每個人都會有的情緒，不僅限於失智症病患，只是因為病患罹患失智症的關係，對狀況的判斷力已經低下，才會無法控制自己的情緒。

舉例來說，有時病患可能會指謫照護者「你竟然偷我的錢包」，但這並非病患憎恨照護者的表現，原因其實很單純，只是病患忘記把錢包放在哪裡了，又因為找不到錢包，帶給病患莫大的不安，才會產生妄想，認為「錢包一定是被偷了」。若是健康的人，通常此時會冷靜下來地思考「不對喔，會不會是我把錢包忘在哪裡了……」，會在產生憤怒情緒之前，先就狀況進行思考，但失智症病患卻無法做到這一點，才會採取情緒性的行為。

不過在失智症初期，病患也會對自己的失敗或健忘感到難為情及不安，所以乍看之下或許表現得很任性，但背後或許正在與「自己很不對勁」的恐懼及絕望奮戰，這一點一定要給予理解。

!? 顧慮病患心情的應對重點

包含徘徊及排泄等問題在內，許多周邊症狀都是因為健忘及無法正確判斷狀況，引發不安及混亂、恐懼、不悅感等情緒，最終才呈現出來的結果，所以要照護失智症病患，必須先理解這一點，在能顧慮病患心情的狀況下，採取正確的應對方式。

失智症病患若說錯話，絕不能立刻予以否定。為避免病患陷入不安或混亂，不妨先回應一句「說得也是」，先接受病患所說的話，並仔細聆聽病患想說的話。若病患不斷反覆提出相同的問題，也不能冷冷地回應「同樣的話，我已經回答過很多遍了」，應將病患每次的問話，都當成第一次回答。或許會覺得很不耐煩，但唯有回答問題，才能讓病患覺得安心，就結果來說，也才能減輕照護者的負擔。

不僅如此，當病患出現失敗的情形時，也不能以強硬的口吻責備病患，當然說教對失智症病患也無效，只會讓病患心情更加沮喪，尤其是在初期階段裡，若斥責病患，甚至以命令口吻責備病患，很容易傷到病患的自尊心。與其在病患失敗後斥責病患，不如好好思考失敗的原因，先設法解決這個原因再說。

此外，只要是病患做得來的事，就盡量讓病患自己動手做，而只要病患做得好，就對病患說一句「謝謝你」，表達自己的感謝，因為在失智症初期裡，病患往往會悲觀地認為「自己是一個累贅」，這種時候唯有讓病患體驗「自己還是能對別人有幫助」，才能讓病患感到莫大喜悅。總而言之，設法幫病患消除不安及混亂的情緒，帶給病患安心及喜悅，才是面對病患時的正確應對方式。

面對病患時的基本應對態度

1 即使病患說錯話也不要糾正病患

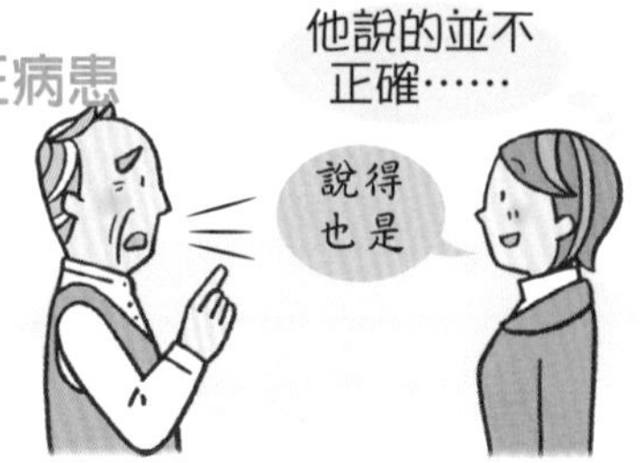
他說的並不正確……
說得也是

即使失智症病患說錯話，也不要立刻糾正，否則病患只會更不安、更混亂，應先接受病患所說的話，回應一句「說得也是」，仔細聆聽病患想說的話。

2 即使病患重複問相同的問題也不要否定病患

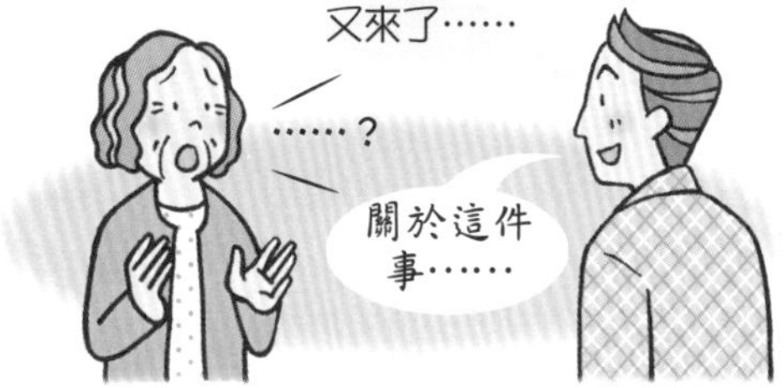
又來了……
……？
關於這件事……

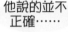

不要冷冷回應病患「同樣的話，我已經回答過很多遍了」，應將病患每次的問話，都當成第一次回答。

3 不以強硬口吻責備病患的失敗情形

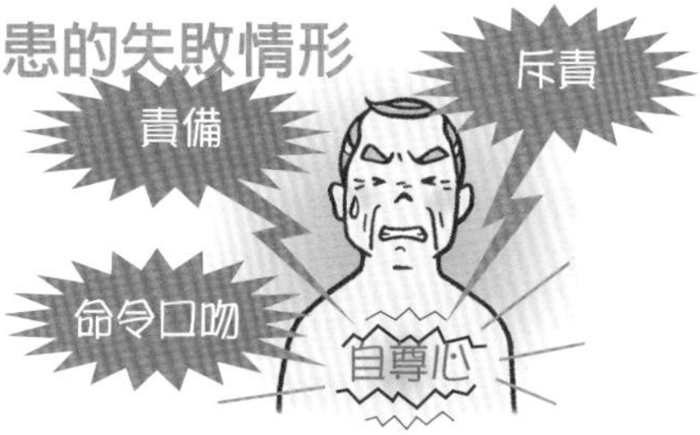
斥責
責備
命令口吻
自尊心

盡量避免以強硬口吻責備病患的失敗情形，也不要對病患說教，否則只會讓病患心情更沮喪，尤其是在初期階段裡，如果斥責或以命令口吻責備病患，很容易傷到病患的自尊心。

4 盡量讓病患動手做自己能做的事

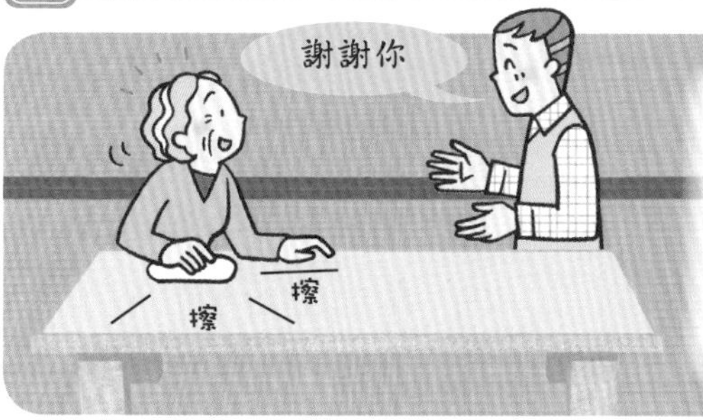
謝謝你
擦
擦

盡量讓病患動手做自己能做的事，而只要病患做得好，就對病患說一句「謝謝你」，表達自己的感謝。對失智症病患而言，體驗「自己還是能對別人有幫助」，能讓病患感受莫大的喜悅。

⁉依據病患健康狀態及現存能力給予支援

罹患失智症時，日常生活的行動，會隨著疾病的惡化而變得愈來愈困難，尤其是血管性失智症（參考七十二頁），因為會有後遺症，很可能在初期階段裡，身體功能就已經非常低下，此時就必須協助或照護病患穿衣服及入浴、吃飯、排泄等，日常生活裡的種種行動，但必須特別注意的一點，就是「過度的照護」。

即使罹患失智症，在初期階段裡，通常都還能保有認知功能，即使疾病開始惡化，導致失敗的情形愈來愈多，也不表示病患什麼都不記得、什麼都不會，此時若連病患自己還做得來的事，都一一幫忙進行，就會迫使原本還存在的功能，變得愈來愈低下。

通常人們在照護病患時，很容易以為凡事都幫病患做好，才是體貼病患的行為，但其實過度的照護，只會剝奪失智症病患自立的機會。從旁協助病患維持自立的生活，才能維護病患身為一個人的尊嚴。

不過由於失智症病患在採取任何行動時，都會很花時間，常常讓照護者覺得焦躁、不耐煩，因此忍不住出手幫忙，只要能明白這一點，即使得花較多的時間，也應該盡量讓病患自己動手做。

不過話說回來，失智症病患的健康狀況，並非都能維持穩定，所以除了必須正確掌握病患的症狀惡化情形，以及現存能力之外，也必須觀察病患的身體健康狀態，明白什麼是病患「做得來的事、做不來的事」，再從旁給予適當的協助。

必須特別注意「過度的照護」

例如……

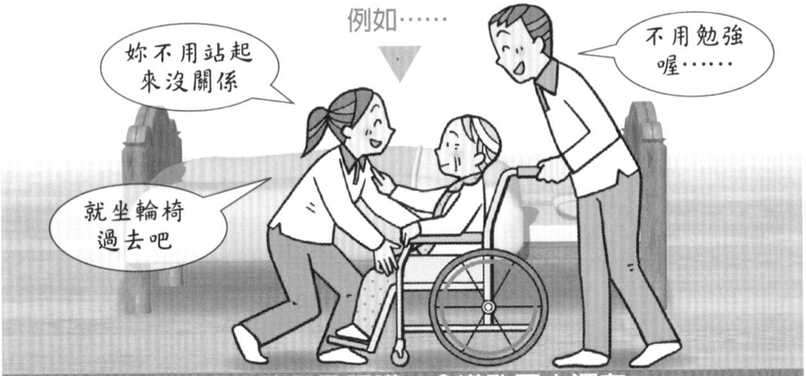
妳不用站起來沒關係
不用勉強喔……
就坐輪椅過去吧

過度的協助及照護，會導致原本還存在的功能，變得愈來愈低下。

結果……

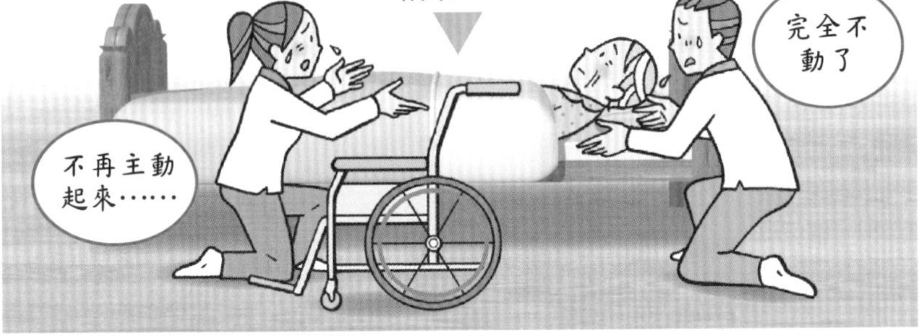
完全不動了
不再主動起來……

為避免發生這種情形

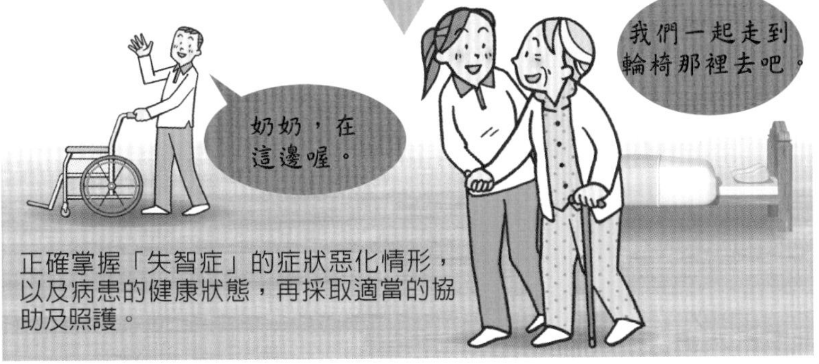
我們一起走到輪椅那裡去吧。
奶奶，在這邊喔。

正確掌握「失智症」的症狀惡化情形，以及病患的健康狀態，再採取適當的協助及照護。

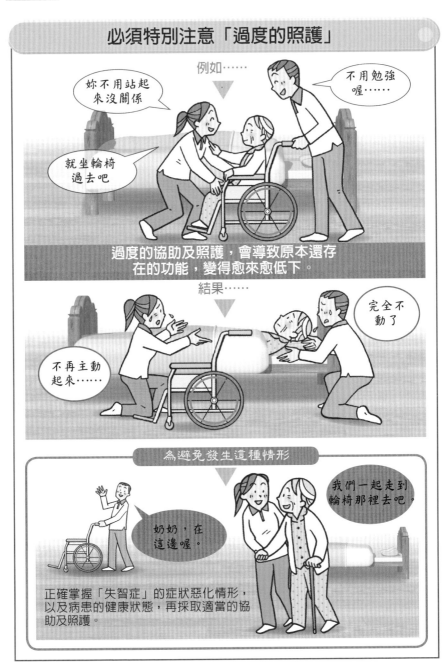

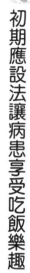

初期應設法讓病患享受吃飯樂趣

在失智症的初期階段裡，基本上並不需要協助病患吃飯，但為避免病患食慾減退，應盡量全家人聚在一起吃飯，設法讓病患享受吃飯的樂趣。

不過此時的病患，與其說是因為失智症的緣故，不如說是因為老化的關係，通常會有掉牙的情形，唾液的分泌量也會減少，導致不容易咬碎食物，甚至會有吞嚥困難的情形，當然就無法享受食物的美味，不但食慾容易因此減退，往往還會有食物噎住喉嚨的情形，甚至因為誤嚥引發肺炎，這種時候就必須顧慮病患的飲食安全。例如在烹調方面，可以將食材切成一口大小，米飯及滷菜，也盡量煮軟，若是麵類食物，就切成4~5公分長，並充分水煮過，就會比較容易吞嚥。此外，也要將魚刺拿掉，並將味噌湯等湯汁料理，稍微放冷一下，等不燙再給病患喝。

至於餐桌的高度，通常一般人不會注意到，但若病患有吞嚥困難的情形，就必須考慮這一點，尤其是餐桌太高時，因為病患得抬高下巴吃東西，很容易讓食物跑進氣管裡。最容易吃東西的餐桌高度，就是在吃東西的姿勢下，另一手的手肘到手腕若放在餐桌上，能保持手肘和上臂呈90度左右的高度。

為維持病患的現存能力，並顧及病患的自尊心，在病患還有能力自行吃飯時，只要考慮上述最低極限的安全問題即可。

安全享受美味食物的餐桌配置

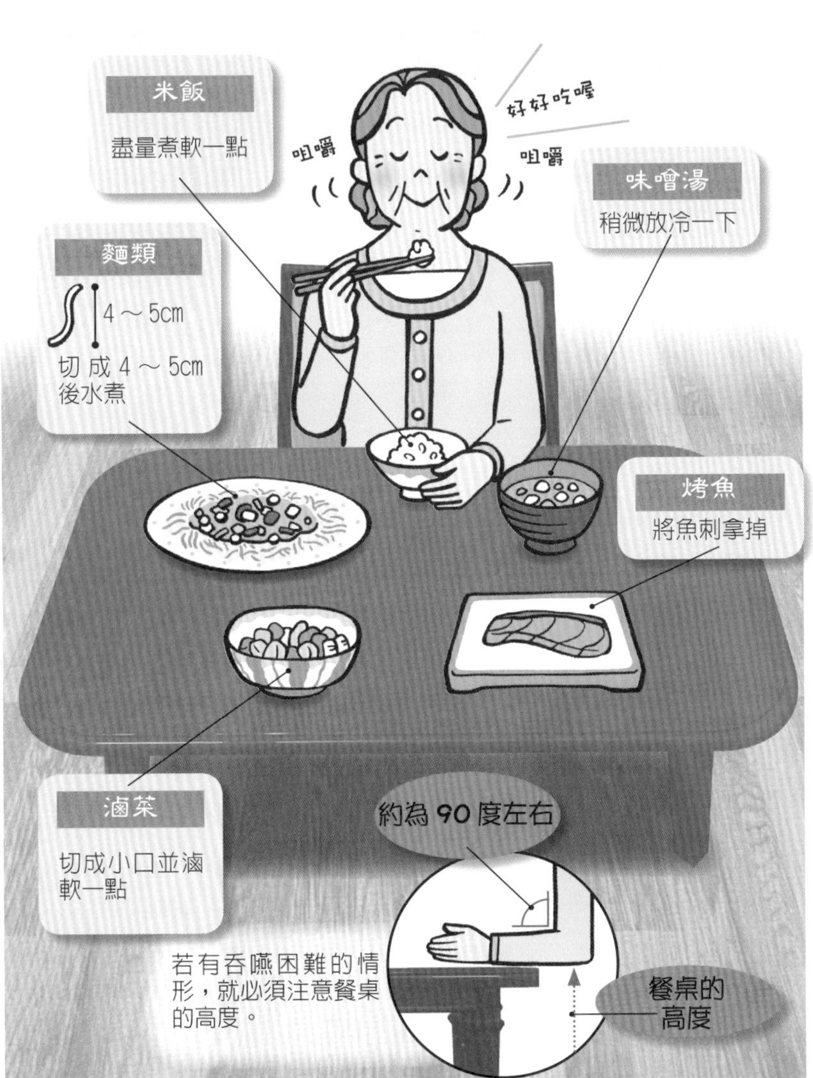
米飯
盡量煮軟一點
咀嚼
好好吃喔
咀嚼
味噌湯
稍微放冷一下
麵類
4～5cm
切成 4～5cm
後水煮
烤魚
將魚刺拿掉
滷菜
切成小口並滷
軟一點
約為 90 度左右
若有吞嚥困難的情形，就必須注意餐桌的高度。
餐桌的
高度

在病患還有能力自行吃飯時，爲維持病患的現存能力，並顧及病患的自尊心，只要考慮上述最低極限的安全問題即可。

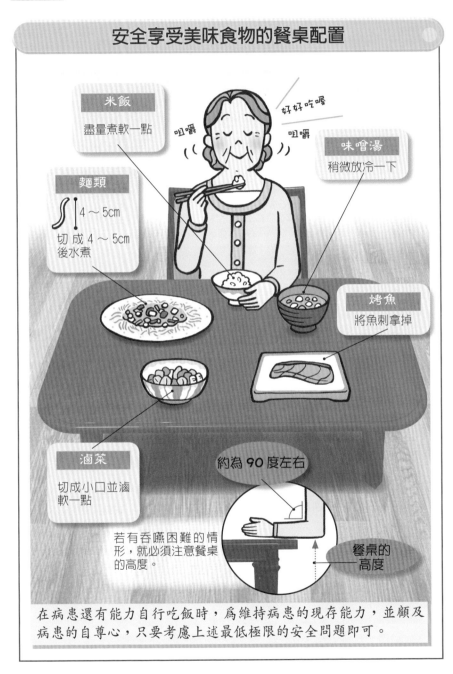

⁉協助症狀惡化的病患「自行吃飯」

當失智症的症狀開始惡化，認知功能愈來愈低下時，就需要協助或照護病患吃飯，因為此時的病患，或許只吃擺在自己眼前的菜餚，甚至有可能連筷子和湯匙等工具，都無法順利使用。

只吃擺在眼前的菜餚，是因為病患的視線全集中在自己手邊，導致看不到其他菜餚，這種時候，就必須將病患沒有動手的菜餚，移到病患手邊，讓病患看到。不過若將病患正在吃的菜餚，移到別處去，很容易引發病患不安或憤怒的情緒，所以若需要移動，就裝作不經意，或趁病患正好移開視線時，盡快移動。

至於忘記如何使用筷子和湯匙等工具時，只要病患還有自行吃飯的意願，身體功能也還維持一定的程度，就有可能直接用手抓食物起來吃。通常初次見到這種情形時，家人都會覺得很震驚，甚至覺得很難過，或許也會認為「既然他都用手抓起來吃了，是不是乾脆餵他吃比較好？」但其實這是因為失智症病患，會愈來愈倒退回小孩、嬰兒的狀態，只是一般的嬰兒，會隨著成長慢慢學會生活技能，但失智症病患卻是反過來將原本會的生活技能，一項一項忘掉，所以儘管並非本意，失智症病患還是會逐漸失去「自行吃飯的能力」，因此在病患還保有「自行吃飯的能力」時，最好還是尊重病患「想自行吃飯」的意願。

若病患會開始用手抓食物起來吃，就思考如何協助病患將食物吃完，例如將菜餚切成一口大小，米飯也做成一口大小的飯糰，就能讓病患即使用手抓，也能順利吃下。此外，若能將切成一口大小的菜餚，照樣裝在盤子裡，就能提升病患吃飯的樂趣。

依狀況設計讓病患容易吃的訣竅

隨著失智症的症狀惡化，認知功能愈來愈低下時，就需要協助或照護病患吃飯。

訣竅 1

當病患的視線全集中在自己手邊，因此只會吃擺在自己眼前的菜餚時……

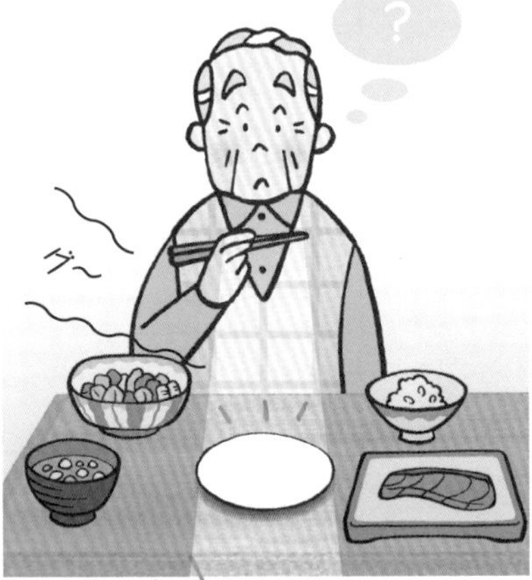

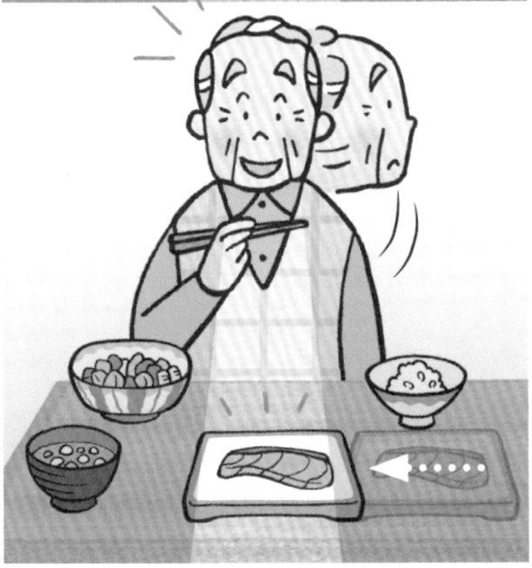

裝作不經意地，在病患沒有注意到的情況下，將菜餚移到病患的視線範圍內。

訣竅 2

當病患已經忘記筷子和湯匙等工具的用法，開始用手抓食物吃時……

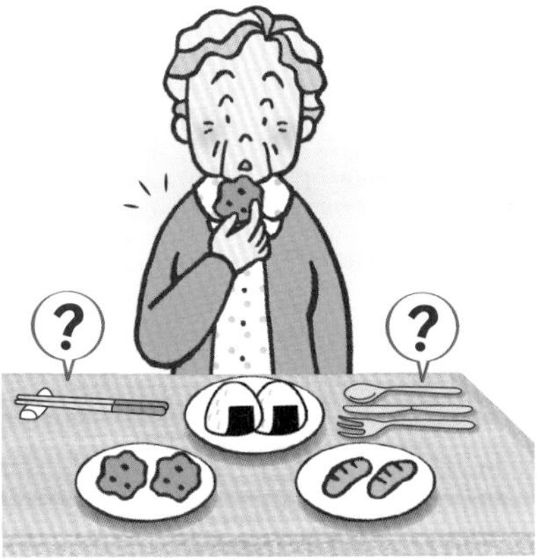

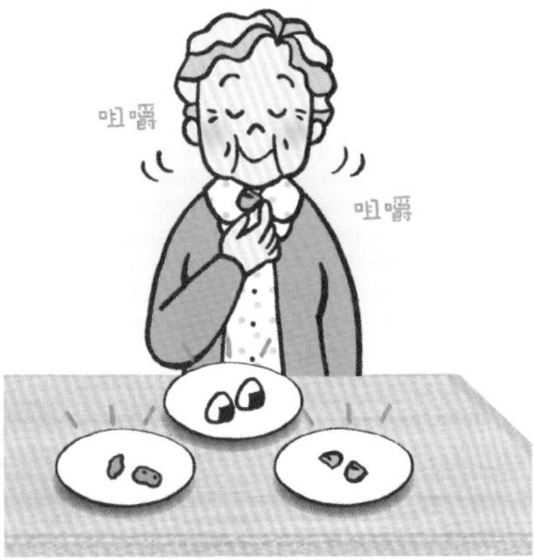

將菜餚和米飯等食物，都弄成一口大小，方便病患食用，也有助病患將食物吃完。

⁉若病患無法自行吃飯

當失智症更進一步惡化時，有些病患甚至會連「吃東西」這個行為都忘記，也有些病患是因為腦中風的後遺症等影響，導致手指麻痺，因此無法自行吃東西。不論哪種情形，都需要旁人全面協助，才有辦法吃飯，因此接下來將針對病患能坐在餐桌前吃飯，以及無法坐在餐桌前吃飯的兩種情形，說明照護的重點。

重點 4

老人的吃飯速度，會因為咀嚼能力變差，唾液分泌量也減少的緣故而變慢，此時若催促病患吃快一點，很容易造成食物噎住喉嚨的情形，甚至引發誤嚥，所以一定要配合病患的吃飯速度，讓病患一樣一樣慢慢吃，同時確認病患確實有將食物吞嚥下去。

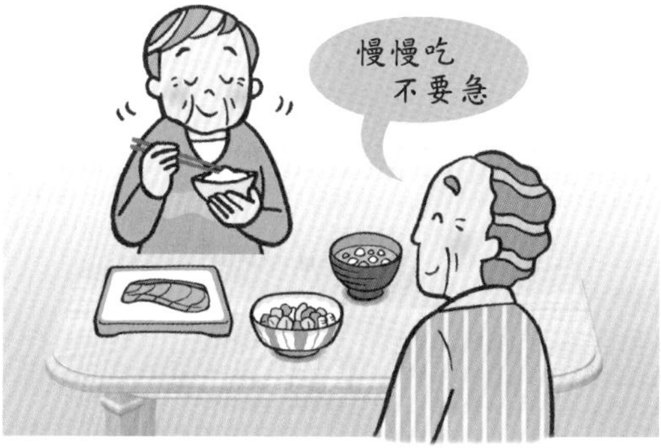

重點 5

吃飯中，不妨對病患說「好吃吧？」「接下來是味噌湯喔」，透過語言的表達方式，讓病患實際感受「自己正在吃飯」。此外，若病患嘴裡雖然有食物，卻沒有在咀嚼，照護者就咀嚼給病患看，向病患示範咀嚼的樣子，或出聲對病患說「要咬一咬再吞下去」，教導病患咀嚼的動作。

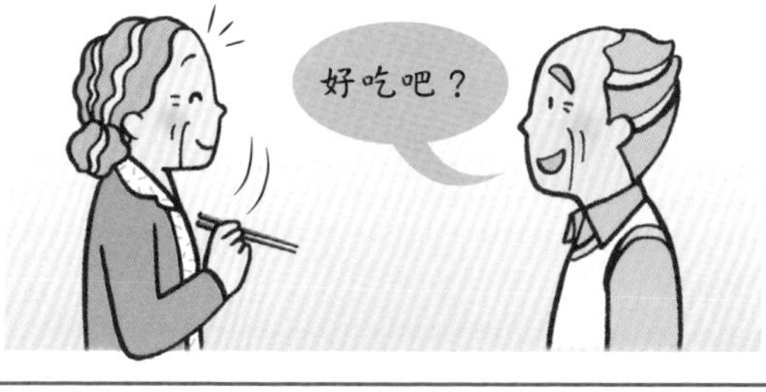

需全面協助病患吃飯時的重點—之 1

必須知道的基本重點

重點 1

喉嚨若太乾，就不容易咀嚼食物，也不容易吞嚥食物，所以應讓病患先喝一口茶或開水，以保持嘴裡的濕潤。

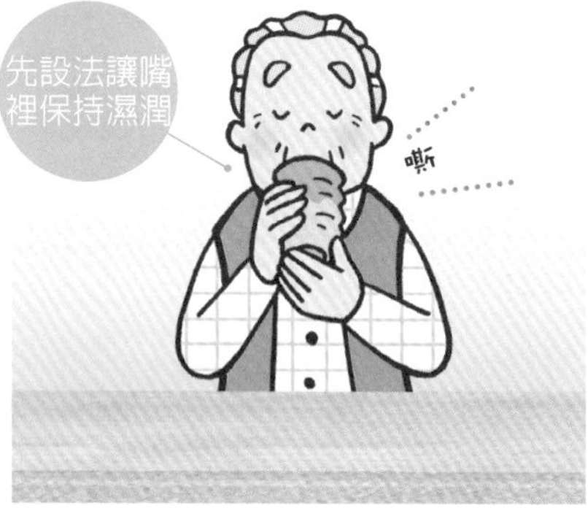
先設法讓嘴裡保持濕潤
嘶

重點 2

餵病患吃東西時，如果一口就餵太多食物，病患就無法順利咀嚼，也不容易吞嚥下去。一口的食物份量，應以一湯匙為主，若是稀飯等食物，就必須等降溫到 40 ～ 50℃左右，再餵食病患。

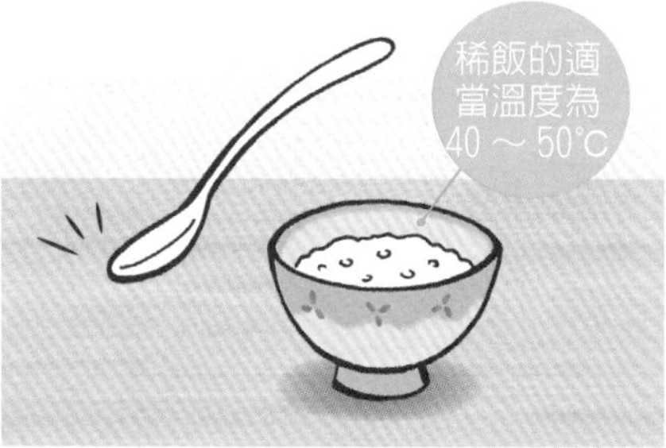
稀飯的適當溫度為 40 ～ 50℃

重點 3

用湯匙餵食病患時，若將湯匙伸得太裡面，就會阻礙病患的舌頭動作，反而沒辦法吃。正確的餵食法，是將湯匙放在舌頭前端的正中間，然後要求病患闔嘴，再將湯匙往斜上方抽出來。

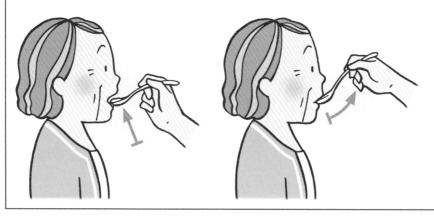

● 病患無法坐在餐桌前吃飯時 ●

若在病患仰躺的狀態下，餵食病患吃東西，很容易讓食物噎住喉嚨，甚至會引發誤嚥情形，讓病患陷入恐懼而不敢吃東西。即使無法讓病患確實坐起來吃飯，至少也要坐起上半身來。

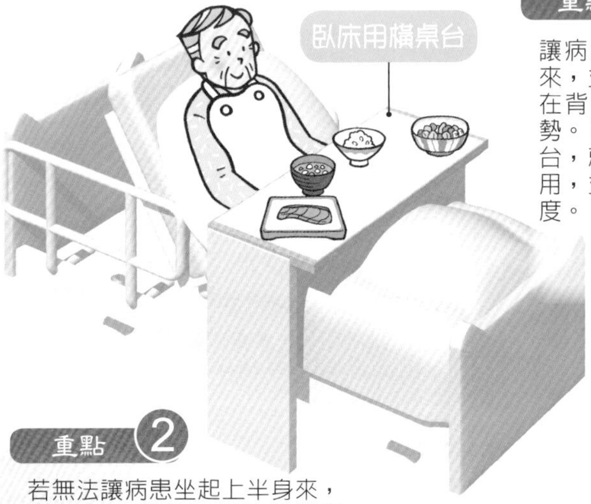

重點 1

讓病患盡量坐起上半身來，並將靠墊或枕頭墊在背後，以穩定身體姿勢。若有臥床用橫桌台，就將桌台拉過來使用，並調整成適當的高度。

重點 2

若無法讓病患坐起上半身來，就配合胃的形狀，讓病患側向右邊橫躺，以利吃下去的食物，能順利從胃流到十二指腸去。此時要將墊子或枕頭，墊在頭和肩膀下以及背後，以穩定身體姿勢。

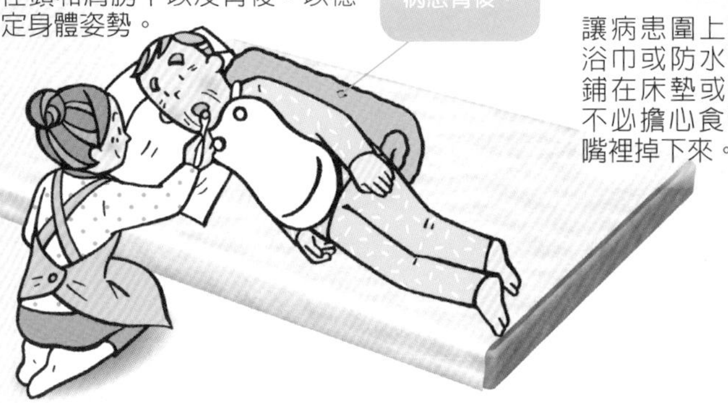

重點 3

讓病患圍上圍兜，並將浴巾或防水材質的布，鋪在床墊或墊被上，就不必擔心食物會從病患嘴裡掉下來。

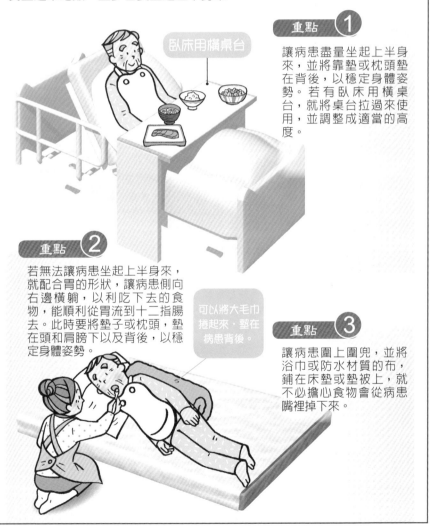

需全面協助病患吃飯時的重點—之 2

病患能坐在餐桌前吃飯時

若病患有辦法從床上起來，用自己的雙腳或輪椅，移動到餐桌旁，就盡量讓病患坐在餐桌前吃飯。為維持病患的生活規律，也為保持寢具的清潔，最好還是採取寢食分離的方式。

重點 1

放進嘴裡會有危險的東西，應事先收到病患拿不到的地方。

重點 2

若病患在椅子上坐得太後面時，雙腳會無法搆地，就在腳下置放踏板，同時將墊子等物，墊在病患背後，保持稍微前傾的姿勢，會比較容易吃東西，也不能讓病患身體離餐桌太遠。

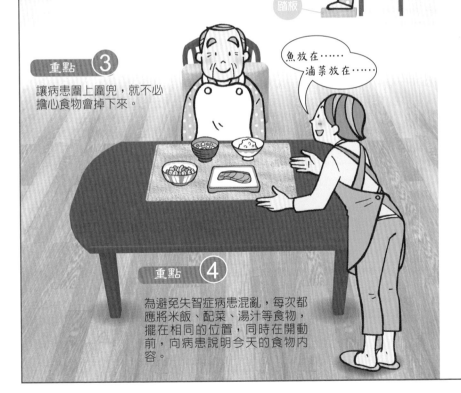

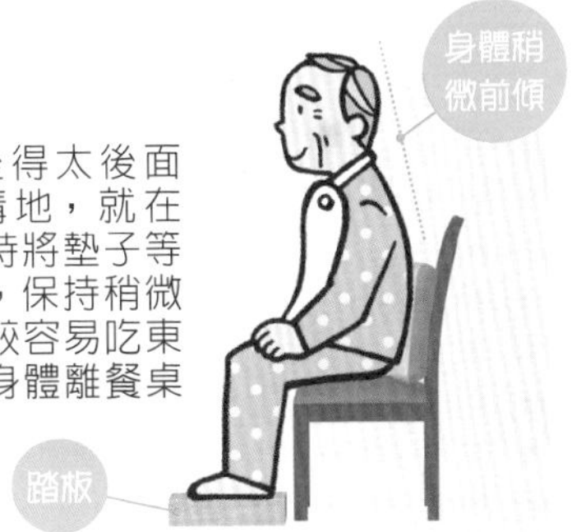

重點 3

讓病患圍上圍兜，就不必擔心食物會掉下來。

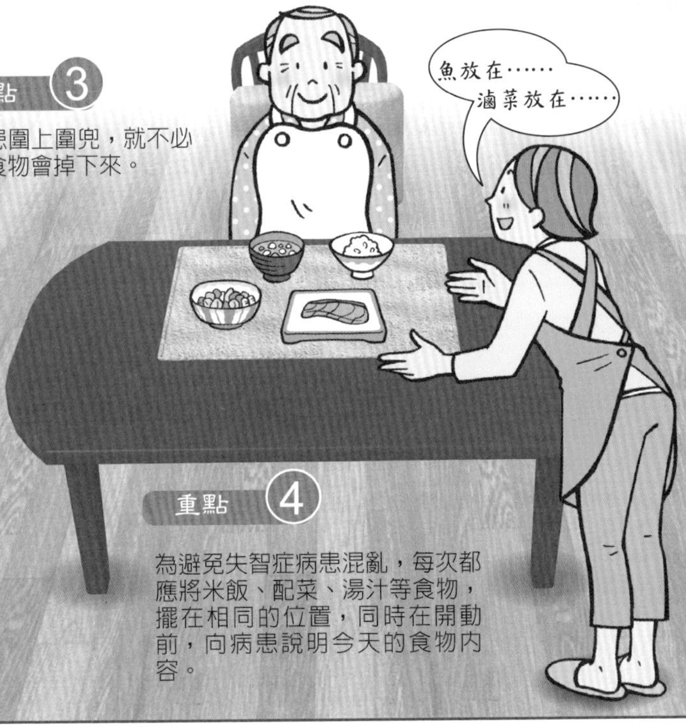

重點 4

為避免失智症病患混亂，每次都應將米飯、配菜、湯汁等食物，擺在相同的位置，同時在開動前，向病患說明今天的食物內容。

協助上廁所

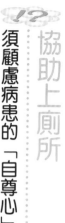

須顧慮病患的「自尊心」

排泄不只是維持生命不可或缺的重要活動，也是與人類尊嚴有關的重要行為，所以不論是誰，都會覺得「上了年紀後，唯有上廁所這件事，絕對不想煩勞別人」，失智症病患的心情也是一樣，「想靠自己的力量完成這件事」。這種想法不只會出現在初期階段裡，即使已經惡化成重度失智症，無法自行上廁所排泄還是會讓病患覺得羞恥。

所以在協助病患上廁所時，一定要確實理解失智症病患的這種心情，即使病患無法順利排泄，也不能露出厭惡的表情，甚至斥責病患或強迫病患包尿布，這些行為都會嚴重傷害失智者的自尊心。發生這種事，身為家人當然會覺得很痛苦，心情上充滿悲愴，但其實最感到羞恥的人，還是失智症病患本人，所以要協助病患上廁所時，一定要表現得很自然，千萬別忘了顧慮病患的自尊心。

一般來說，老人都會有頻尿的傾向，加上伴隨老化而來的尿道括約肌（參考一九五頁）鬆弛、運動功能低下等情形，即使是健康的老人，有時也會來不及上廁所，而弄髒地板或內衣褲，在這種老化的因素影響下，若再加上失智症所引起的健忘及認知功能低下，就會讓病患甚至忘記廁所在哪裡、又該怎麼排泄才對，導致失敗的情形愈來愈頻繁。其實只要找出失敗的原因，往往都能有效預防再度失敗的情形，接下來開始將探討失敗的原因及對策，不妨詳加參考。

必須明白對於排泄失敗最感痛苦的其實是病患本人

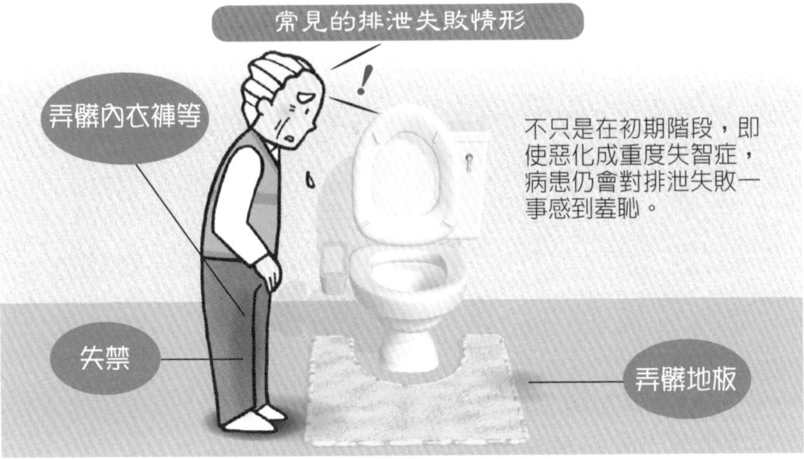
常見的排泄失敗情形
弄髒內衣褲等
失禁
弄髒地板

不只是在初期階段，即使惡化成重度失智症，病患仍會對排泄失敗一事感到羞恥。

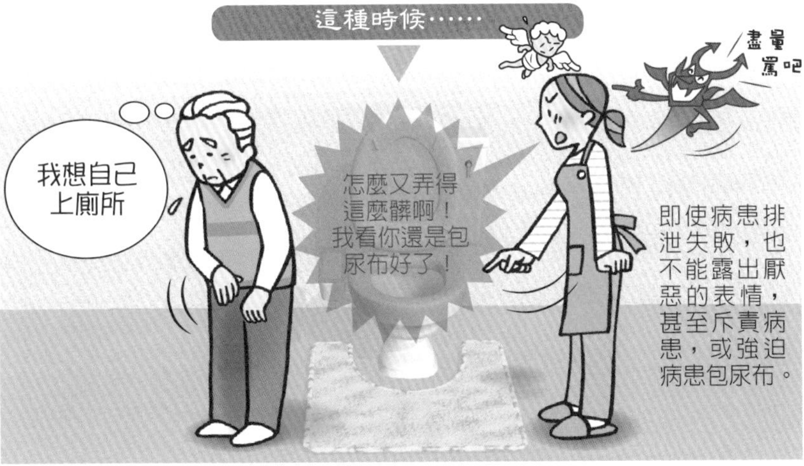
這種時候……
我想自己上廁所
怎麼又弄得這麼髒啊！我看你還是包尿布好了！
盡量罵吧

即使病患排泄失敗，也不能露出厭惡的表情，甚至斥責病患，或強迫病患包尿布。

失智症病患其實只是「想靠自己的力量完成」，所以應尊重病患的這種心情，協助病患自立，千萬不能傷害病患的自尊心。

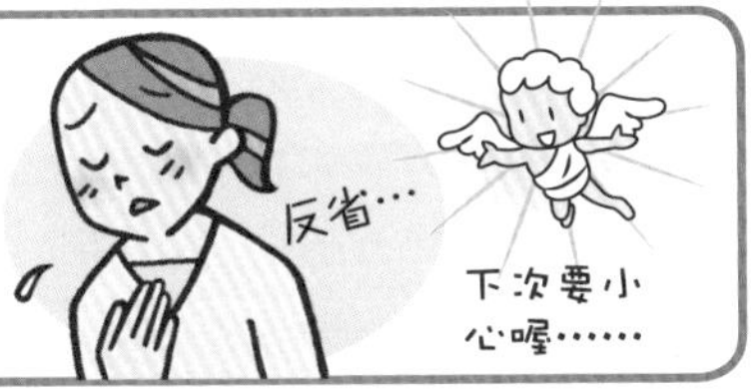
反省…
下次要小心喔……

!? 打造容易排泄的環境

若病患還記得廁所的位置，也確實走進廁所裡排泄，最後還是弄髒地板、便器、衣服等物，通常都是因為存在某些原因，導致病患來不及排泄。

讓病患來不及排泄的原因之一，就是脫衣服的動作太慢，因為上了年紀後，運動功能都會逐漸低下，每一個動作自然就會變慢，這種時候當然無法要求病患加快速度，所以不妨讓病患改穿容易脫的衣服，就能有效減少失敗的情形。例如捨棄需要拉拉鍊及扣釦子的休閒褲，改穿腰部採用鬆緊帶的褲子，就能讓病患更快速地脫下來。

有些病患是因為便器的使用方式錯誤，或採取不適當的姿勢排泄，才弄髒了廁所，例如明明是坐式馬桶，卻採用蹲式馬桶的方式，朝著水箱方向坐下排泄，或是男性病患，站在坐式馬桶前面排泄時，位置站得不對等等。這種時候，除了要顧慮病患的心情外，更應該不露痕跡地，教導病患正確的使用方式。若病患是因為站的位置不對，才排泄失敗，甚至可以直接在正確的位置裡，將雙腳的形狀畫在地板上，就能改善失敗的情形。

若病患是因為蹲式馬桶的蹲姿，或坐式馬桶的坐姿，讓病患無法維持穩定的身體姿勢，才弄髒廁所的話，只要配合病患的身高裝上扶手，就能順利解決問題。

總而言之，許多時候只要打造容易排泄的狀況及環境，就能有效預防病患弄髒廁所的問題。

打造容易排泄的狀況及環境訣竅

訣竅 1 改穿容易脫的衣服

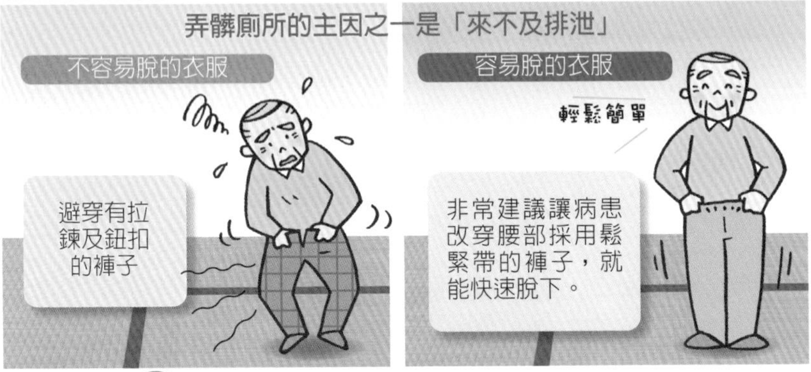
弄髒廁所的主因之一是「來不及排泄」
不容易脫的衣服
避穿有拉鍊及鈕扣的褲子
容易脫的衣服
輕鬆簡單
非常建議讓病患改穿腰部採用鬆緊帶的褲子，就能快速脫下。

訣竅 2 在正確的位置裡做記號

做上記號，並顧慮病患的心情，不露痕跡地教導病患，正確的使用方式。

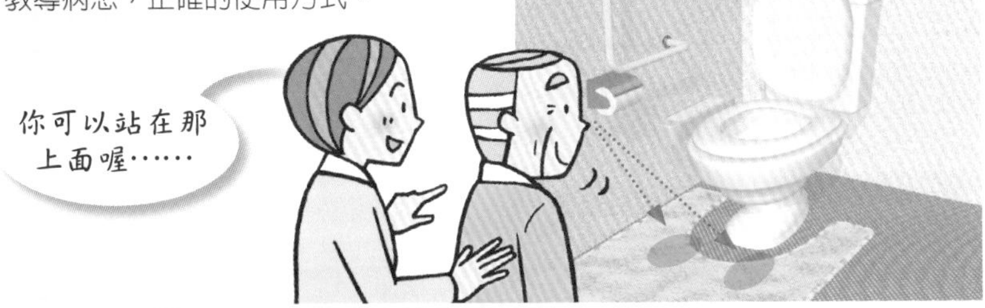
你可以站在那上面喔……

訣竅 3 配合病患身高裝上扶手

坐在馬桶上的身體姿勢若不夠穩定，往往也會弄髒廁所。

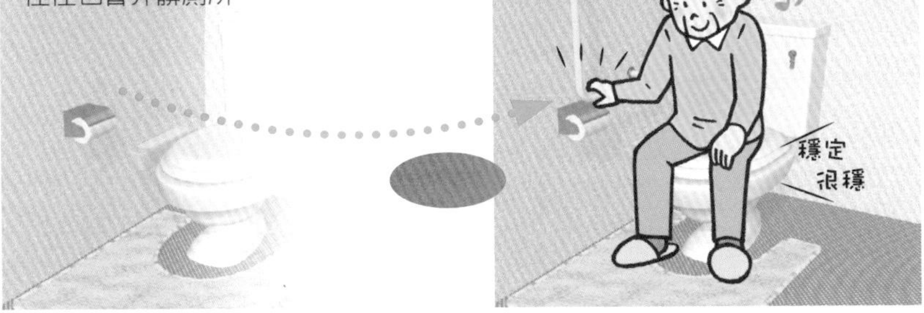
穩定
很穩

萬一病患失禁

失智症的周邊症狀當中，還有一項就是「失禁」，儘管失禁對照護病患的家人來說，往往是最痛苦的症狀，但最受打擊的還是病患本人，所以一旦出現失禁情形，為避免病患陷入厭惡自己、對自己感到可悲的情緒，應顧慮病患的心情，趕緊協助病患換衣服，同時找出原因並思考對策。

失禁的原因之一，首推無法正確辨別對尿意或便意的感覺，只是此時的病患，仍會有想要上廁所的感覺，也會因此顯得躁動不安。通常此時的病患，雖然感覺到尿意或便意，卻不知道該如何是好，有時則是因為不知道廁所的位置在哪裡，因為不安而顯得靜不下來。不論病患是屬於哪種情形，此時最重要的事，就是正確掌握病患想排泄的訊號，並引導病患到廁所去。

另一個有效的方法，就是掌握病患一天的排泄習慣，再在適當的時機裡，誘導病患去上廁所，尤其若病患能養成習慣在吃完早餐後，一定會去上廁所，就能以此為依據，形成一天的排泄規律，照護者也會比較容易掌握誘導病患上廁所的時機。若病患不記得廁所的位置，就在廁所門口貼上紙張，並寫上「廁所」或「洗手間」的字樣，就能協助病患認知位置。

通常看到病患失禁時，大多數的家人，都會以為病患「已經忘記應該到廁所裡去排泄了」，因此往往會要求病患包尿布，但其實只要病患還保有自行排泄的能力，就不該要求病患包尿布，應盡量協助病患自立，這才是正確的做法。

掌握病患想排泄的訊號

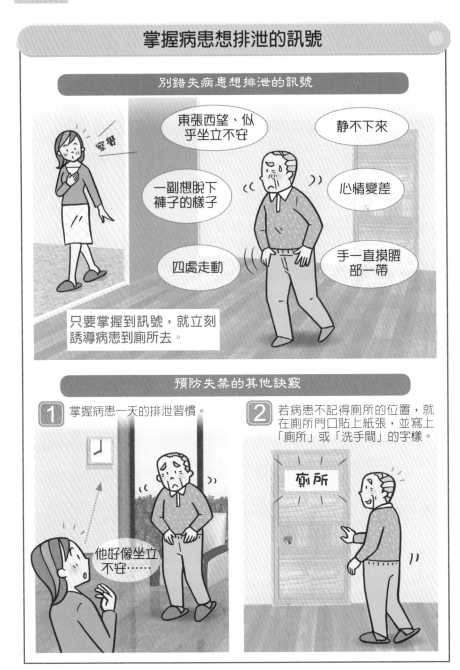

別錯失病患想排泄的訊號

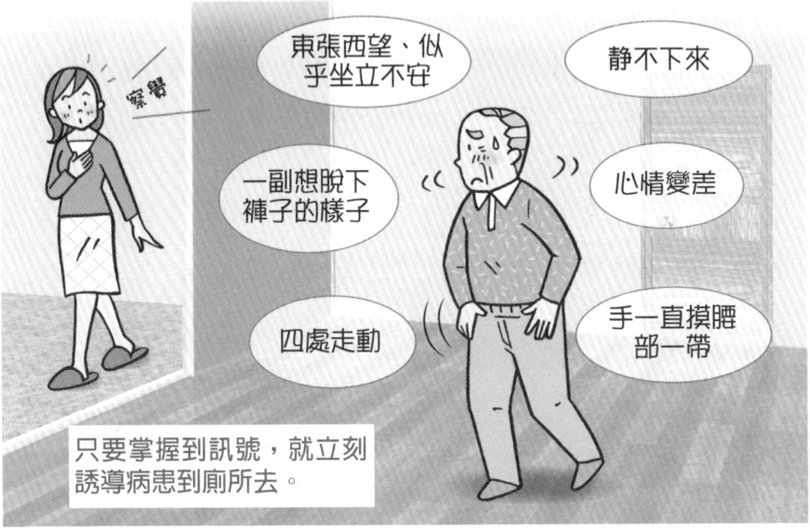
察覺
東張西望、似乎坐立不安
靜不下來
一副想脫下褲子的樣子
心情變差
四處走動
手一直摸腰部一帶
只要掌握到訊號，就立刻誘導病患到廁所去。

預防失禁的其他訣竅

1 掌握病患一天的排泄習慣。

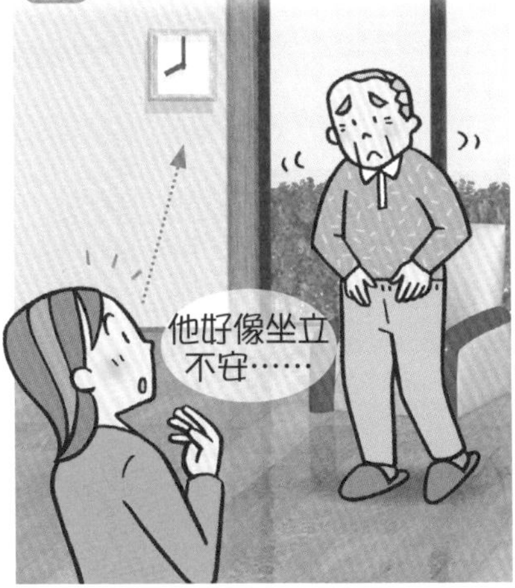
他好像坐立不安……

2 若病患不記得廁所的位置，就在廁所門口貼上紙張，並寫上「廁所」或「洗手間」的字樣。

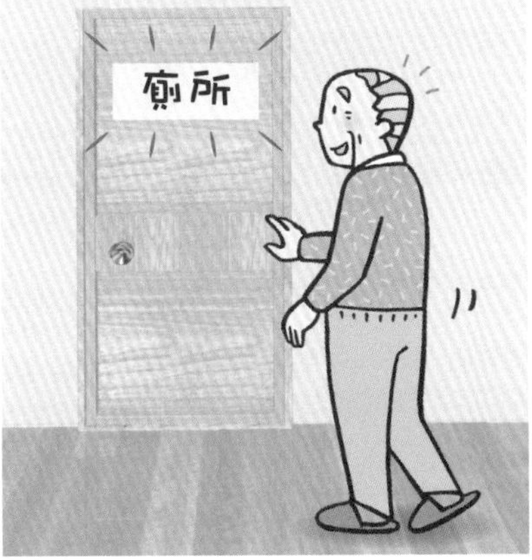
廁所

協助身體不方便的病患排泄

若病患因為腦中風的後遺症等關係，已經無法自由活動身體，就需要全面協助病患排泄。但儘管如此，仍須盡量讓病患自力排泄，且在協助病患排泄時，仍要維護病患的自尊心，避免刺激病患的羞恥心。

在此說明協助病患使用坐式馬桶排泄時的正確方法，請務必詳加參考。

4 採用 **2** 的要領，讓病患抓住照護者的脖子，照護者則抱住病患，再協助病患慢慢站起來。

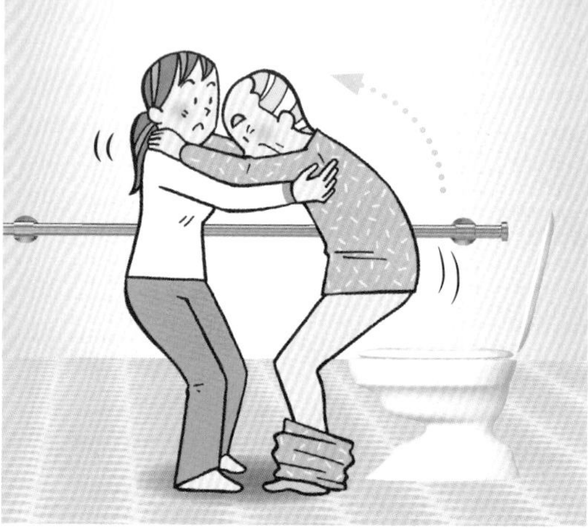

5 讓病患抓住扶手，再由照護者幫忙扶助病患身體，同時幫病患將褲子穿起來。

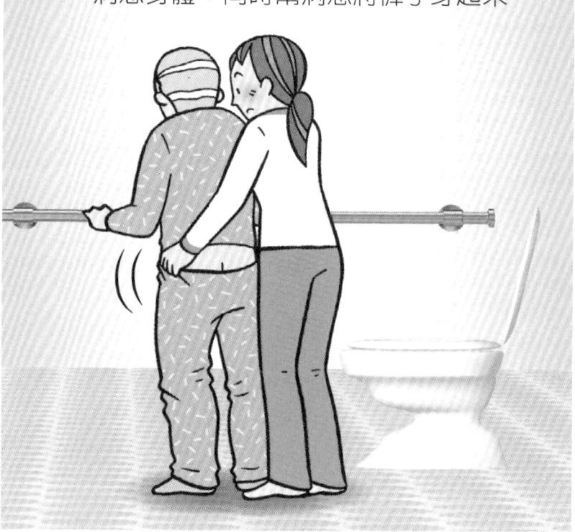

協助使用坐式馬桶排泄的方法

1 進到廁所裡後，讓病患抓住扶手，再由照護者幫忙扶助病患的身體，同時幫病患將褲子脫下來。

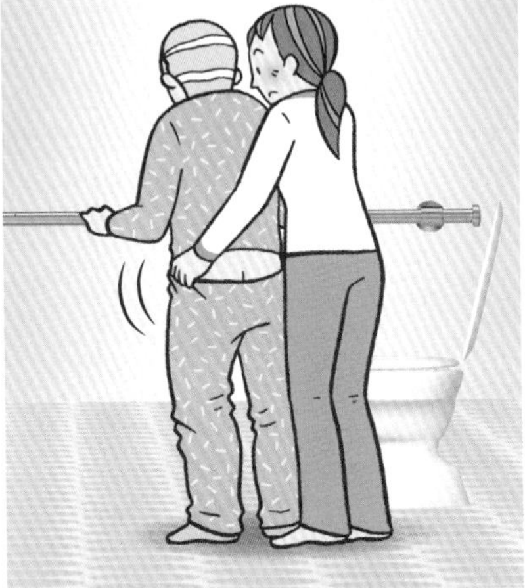

2 讓病患抓住照護者的脖子，照護者則將手伸到病患腋下抱住病患，再協助病患慢慢坐到馬桶上。

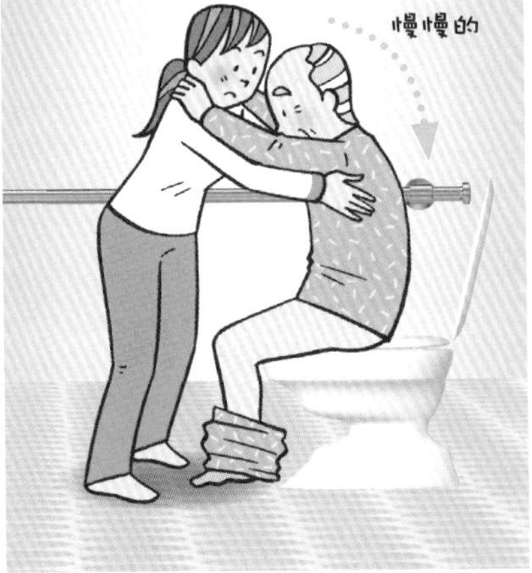

3 等排泄完後，就讓病患抓住扶手，並稍微抬起身體來，再由照護者幫忙用衛生紙，由前往後將病患屁股擦乾淨。

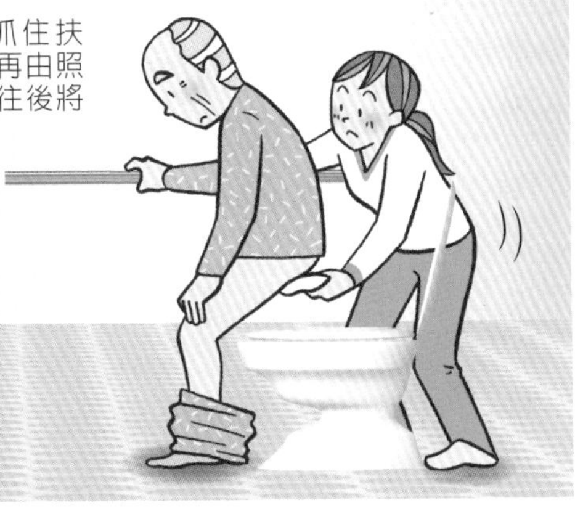

協助病患排泄時，一定要維護病患的自尊心，千萬別刺激病患的羞恥心。

若病患自己能入浴——裝作不經意地協助病患

即使罹患失智症，只要病患還保有身體功能，也有自行入浴的意願，就能獨自一人入浴。或許應該說，其實大多數病患，會因為羞恥的關係，反而不喜歡旁人協助入浴，而照護的基本，原本就在於盡量讓病患自行完成自己能做的事，所以在病患還有能力時，最好還是讓病患自己入浴。

不過當失智症的症狀惡化後，病患就有可能開始忘記正確的入浴方式，甚至無法辨別洗髮精、潤髮精、浴室清潔劑等物品的不同，實際上有些病患就是因為不記得入浴的方式，結果被熱水燙傷，出現許多危險的狀況。但儘管如此，若隨意出手幫忙，往往會傷到病患的自尊心，所以若要協助病患入浴，一定要裝作不經意地進行。

例如一開始就先幫病患調節好適當的熱水溫度，再讓病患自己一個人入浴，等時間差不多時，再由同性的家人進到浴室裡，對病患表示「我幫你擦背吧」，藉以確認病患是否有將身體洗乾淨，這都是不錯的方法。不過有些病患很不喜歡被別人看見自己的裸體，此時就必須用浴巾等物，幫病患圍住身體。

至於洗髮精和潤髮精，原本就是很容易搞混的東西，不妨只準備一瓶具有潤髮效果的洗髮精，設法將入浴活動簡單化，同時將浴室清潔劑等，與入浴一事無關的物品，全部收起來，以避免發生危險。

!? 若病患不想入浴

有些失智症病患，會很排斥入浴，此時若認定病患是因為「討厭入浴」，才表現出抗拒的態度，還因此像在責罵小孩般強迫病患入浴，就會得到反效果，因為大多數會排斥入浴的失智症病患，背後都有充分的理由。

可能的理由很多，例如看到浴缸裡滿滿的熱水，因此產生恐懼心，而不敢進去泡，也有病患是因為要全身脫光光，覺得很丟臉，或是因為不記得入浴的方式及洗澡方式，卻不想讓家人知道，甚至也有病患是因為擔心在自己入浴時，衣服及錢包等物會被人偷走，所以才不願意入浴，而這些理由對失智症病患來說，都是非常嚴重的理由。

這種時候若強迫病患入浴，就會導致病患腦筋一片混亂，甚至變得暴力，開始大吵大鬧。正確的應對方式，不是責罵或強迫病患入浴，應該先思考病患拒絕入浴的原因，唯有理解失智症病患的心情，才有辦法順利協助病患。

若病患是因為害怕浴缸裡滿滿的熱水，就試著減少熱水量；若是不知道該如何洗澡或入浴，就由同性的家人一起陪同入浴，盡量在不露痕跡的情況下，協助病患入浴。若病患是因為不想全身脫光光，就讓病患穿著內褲入浴；若病患是擔心重要的東西會被偷，就將東西放進塑膠袋裡，再放在病患看得見的地方，就能讓病患安心入浴。只要理解病患的心情，設法消除病患的不安或恐懼，讓病患體會入浴是一件舒服的事，病患自然就不會再排斥了。

協助身體不方便的病患入浴

若因為腦中風等後遺症，導致身體無法自由活動，病患就無法自行入浴，需要旁人全面協助，只是協助病患入浴一事，是非常吃力的重勞動，尤其是要協助身材比自己高大的病患入浴時，不僅需要足夠的體力，往往也會帶來危險。在此介紹協助有半邊麻痺症狀的病患，入浴的正確方式，不過絕不能勉強進行，若發現只有自己一個照護者，無法順利協助病患入浴時，就再請一人過來幫忙，一定要以安全為第一考量。

此外，以日本為例來說，有些照護保險，提供到家協助入浴的服務，或來院照護機構裡設有入浴設備，都可以好好利用，盡量減少居家照護者的負擔。

3 要協助病患從浴缸裡出來時，先讓病患抓住旁邊的扶手，再由照護者扶助病患的身體，幫忙病患坐在浴缸轉位板上。

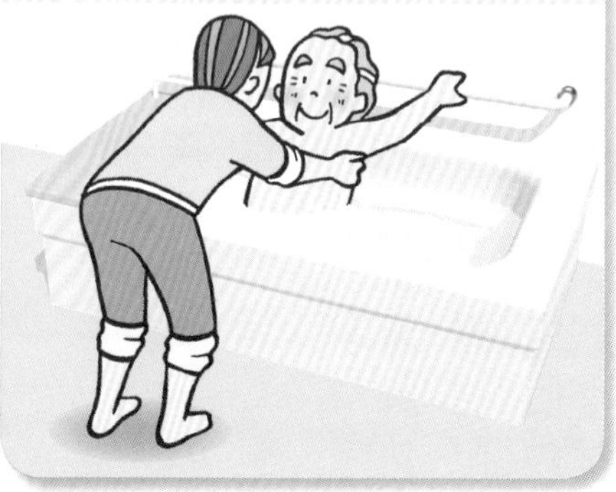

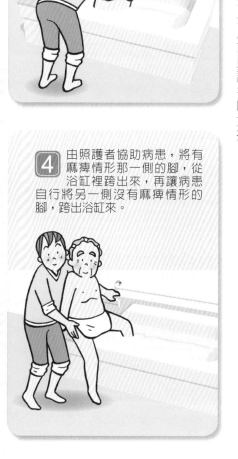

4 由照護者協助病患，將有麻痺情形那一側的腳，從浴缸裡跨出來，再讓病患自行將另一側沒有麻痺情形的腳，跨出浴缸來。

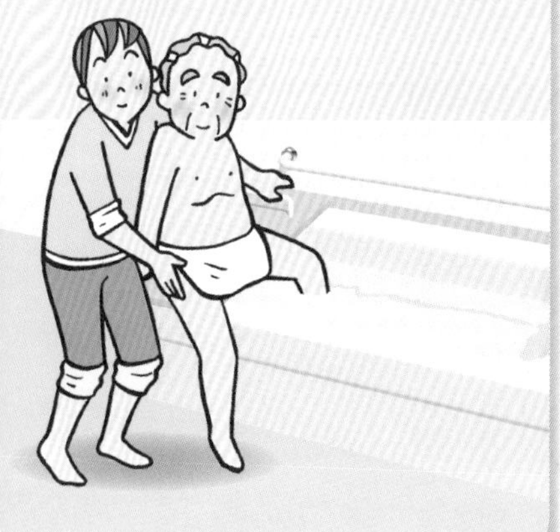

協助身體一邊有麻痺情形的病患入浴

若病患身體有一邊已經麻痺，無法自行跨過浴缸入浴時，就多加利用「浴缸轉位板」。在此說明利用「浴缸轉位板」，協助病患入浴的訣竅。

入浴前的注意事項

❶ 先讓病患去廁所排泄。

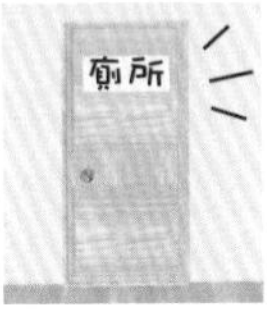

❷ 天氣寒冷時，先將脫衣間及浴室弄暖。

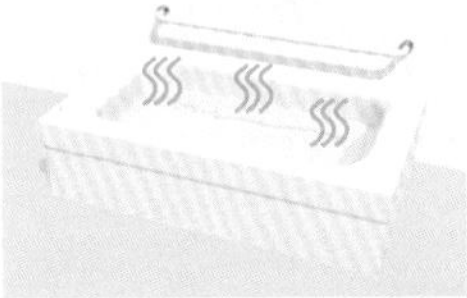

❸ 避免讓病患在空腹時、飯後、身體狀況不佳時入浴。

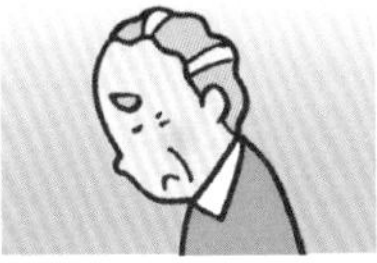

1 將浴缸轉位板放在浴缸前後其中一端，接著由照護者站在病患有麻痺情形的那一側，幫忙扶助病患身體，協助病患坐在浴缸轉位板上。

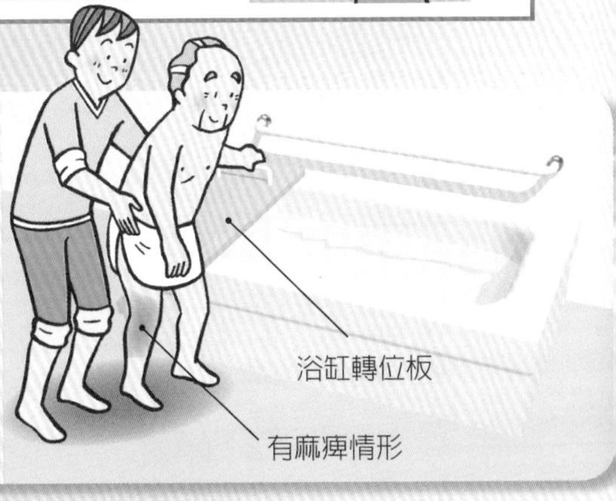

2 讓病患抓住扶手，並自行將沒有麻痺情形那一側的腳，跨進浴缸裡，再由照護者協助病患，將有麻痺情形那一側的腳，跨進浴缸裡，然後慢慢坐下來。

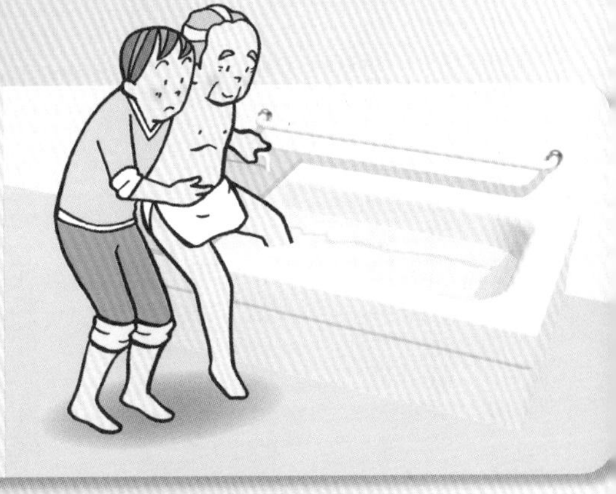

整理服裝儀容

常見許多失智症病患，整天都穿著睡衣，也沒有梳頭，男性甚至連鬍子都沒有刮，似乎連照護的人都認為「反正都罹患失智症了，也沒什麼差別」。

但其實只要整理服裝儀容，就能建立生活規律，讓日常生活顯得更有活力。相反地，若再也不注重服裝儀容，很容易打亂生活規律，讓日常生活失去活力，甚至往往成為引發失智症惡化的導火線。為盡量維持以往的人際關係，避免脫離社會，早上起床後，一定要換掉睡衣，並整理服裝儀容，再度過一天的生活。

通常只要家人主動對病患說「我們來洗臉吧」，敦促病患刷牙、洗臉，失智症病患都會願意跟著一起進行。萬一病患不願意刷牙、洗臉，就用擰過熱水的毛巾，幫病患擦臉，也幫病患刷牙，同時別忘了幫病患將頭髮梳理整齊。若病患是男性，就幫忙將他的鬍子刮乾淨，若是女性，還可以幫她化妝。

至於衣服的選擇，也要尊重病患的喜好，有時只要準備病患喜歡的衣服，告訴病患「換好衣服，我們去散步」，病患就會開心地主動換衣服。不過若病患穿脫衣服會有困難，就準備鈕扣較大的衣服，或以鬆緊帶為主，沒有拉鍊和釦子的長褲、裙子等為主，也可以用魔鬼沾來取代原本的拉鍊。

小心火源

失智症病患去碰觸火源，一向是最讓大家擔心的事，所以務必裝設火災警報器、瓦斯警報器，並注意下列幾點。

失智症病患引發的火災，以香菸居多，有時是忘記自己點了香菸，有時是將還點著火的香菸丟進垃圾桶裡。要避免發生這種災害，就不能將打火機和火柴，放在病患隨手可得的地方，且每次只給病患一根香菸，並避免製造讓病患獨自一人吸菸的情形。

若是家庭主婦罹患失智症，就必須注意水壺和鍋子的空燒情形，以及忘記關掉瓦斯爐等危險行為。若發現病患常常在廚房裡發生這種危險性的失誤，就乾脆關上瓦斯總開關。不過話說回來，身為家庭主婦，若廚房工作完全被剝奪，很容易失去生活上的活力，有時還會因此造成病情惡化，所以不妨由家人陪同一起進行廚房的工作，盡量不要剝奪病患在家裡的地位。

不過當失智症的症狀惡化後，有時病患就會開始玩火，甚至會將容易引燃的東西放在暖爐上，這種時候一定要將打火機和火柴、線香、蠟燭等物，藏到病患無法拿到手的地方。若覺得暖爐會引發危險，就改用電暖器或熱風扇等，安全性較高的保暖器具。

萬一真的引發火災，也不要立刻斥責病患，因為失智症病患，並不理解自己的行為會帶來災害，若斥責病患，只會讓病患生氣、反感，甚至因此感到畏懼。與其斥責病患，更應該如前述般，盡快找出原因，並徹底排除。

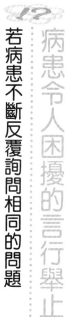

若病患不斷反覆詢問相同的問題

接下來要介紹，病患讓照護者深感困擾的言行舉止應對法，只要掌握適當的應對法，就不會被病患耍得團團轉，也能減輕照護的負擔。

首先是「病患不斷反覆詢問相同的問題」。由於失智症病患，會連剛剛才問過的事都忘記，因此往往會不斷反覆詢問相同的問題，讓家人覺得很受不了，只是對失智症病患來說，即使已經問了10遍，也都以為自己是第一次詢問。也有些病患明明自覺是自己忘記了，依舊不斷詢問相同的問題，這是因為病患的不安情緒，促使病患忍不住想一再確認的緣故。

所以即使被失智症病患提問相同的問題，不論幾次都應該耐心地回答。一定要理解病患的心情，不論被問過幾次，都當成是第一次被問，只要回答相同的答案即可。應對方法其實很簡單，也沒有必要更改答案或拐彎抹角回答，否則反而會造成失智症病患的混亂。其實失智症病患只要能聽到答案，就會覺得安心，也能接受。

若真的很忙，無法立刻回應病患，也不要當作沒聽到，更不要擺臉色給病患看，應該告訴病患「先等我一下喔，等我把這件事處理完，再慢慢跟你說」，表現出接納病患的態度來。

不斷反覆詢問相同問題時的應對法

失智症病患會忘記剛剛才問過的事，因此不斷反覆詢問相同的問題。

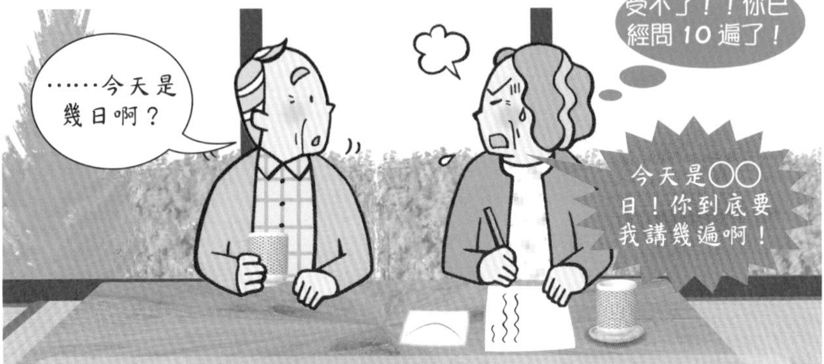
……今天是幾日啊？
受不了！！你已經問 10 遍了！
今天是〇〇日！你到底要我講幾遍啊！

請先等一下！ 對失智症病患而言，即使已經問了 10 次，也都以為自己是第一次問。

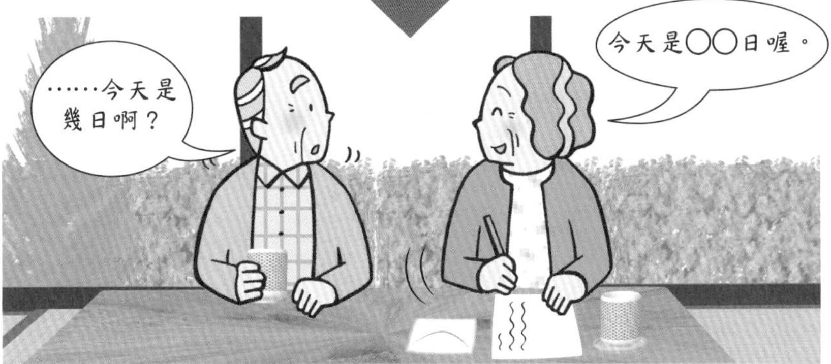
……今天是幾日啊？
今天是〇〇日喔。

建議 不論被問幾次，都要回答病患的問題，即使一再問相同的問題，也要回答同樣的答案，因為失智症病患只要能聽到答案，就會覺得安心，也能接受。

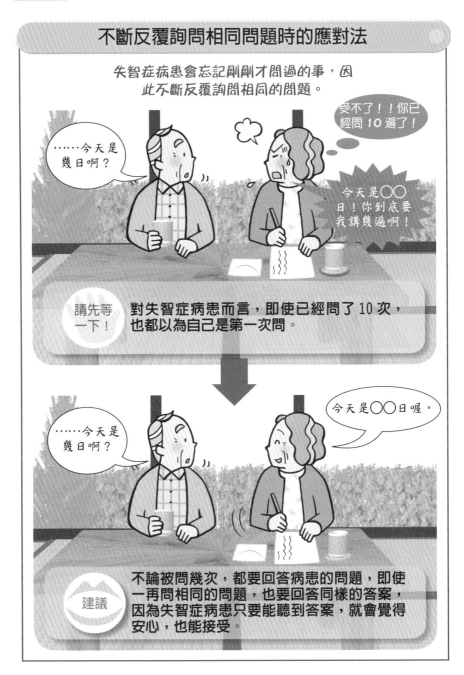

⁉ 一直要求要吃飯時

「一直要求要吃飯」，也是失智症病患常見的行為，即使剛剛才吃過飯，也會一直問「還沒有要吃飯嗎？」或「我今天從早上到現在都沒吃東西」，不但會一直要求要吃飯，有時甚至會抱怨「我媳婦都沒給我吃東西」，而且不只是向兒子、丈夫抱怨，有時還會向鄰居們訴苦。

病患會一直要求要吃飯，當然是因為已經忘記有吃過飯這件事，甚至也有病患是因為腦裡感受飽足感的功能出現障礙所致。無論原因為何，即使告訴病患「剛剛才吃過飯喔」，病患也很難接受，只會覺得「我明明就沒有吃，為什麼要對我生氣」、「我肚子明明就很餓，為什麼要這樣對我」，甚至有些病患會因此生氣，認為「不讓我吃飯，還故意說這種謊話來騙我」。

若病患不斷要求要吃飯，不妨對病患說「我現在就去準備，你等我一下喔」，然後轉身走進廚房，有時只要病患看到這一幕，情緒就會平穩下來。此外，也可以對病患說「我們一起去買菜吧」，然後帶病患外出，或指著時鐘告訴病患「等這根針轉到這裡的時候，我們就來吃飯」，病患就會明白「等一下就能吃飯了」，也能因此感到安心。

若採用這些方法後，病患依舊訴說「我肚子餓了」，就讓病患喝茶，並稍微吃點點心或水果。

不過若病患會到處去向人訴說「都不給我吃飯」時，就有可能是來自飲食之外的不滿或不安，所以最重要的事，就是找出病患的心理要因，再設法加以排除。

不斷要求要吃飯時的應對法

不斷要求要吃飯的言行舉止，也是失智症病患常見的情形。

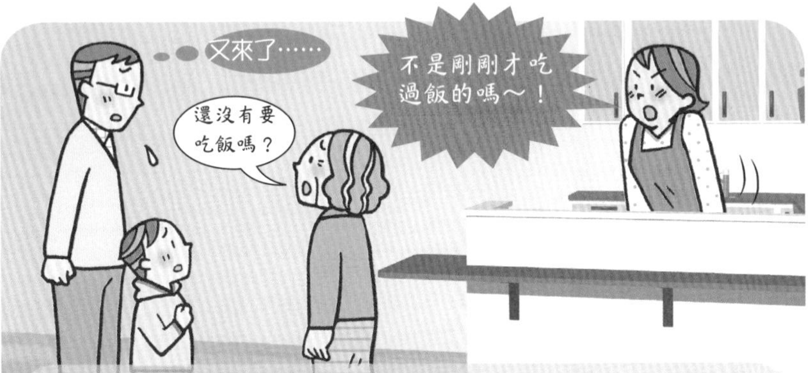
又來了……
不是剛剛才吃過飯的嗎～！
還沒有要吃飯嗎？

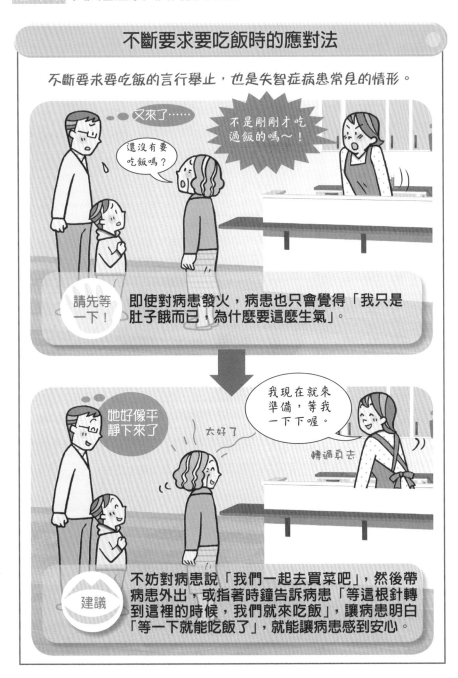

請先等一下！

即使對病患發火，病患也只會覺得「我只是肚子餓而已，為什麼要這麼生氣」。

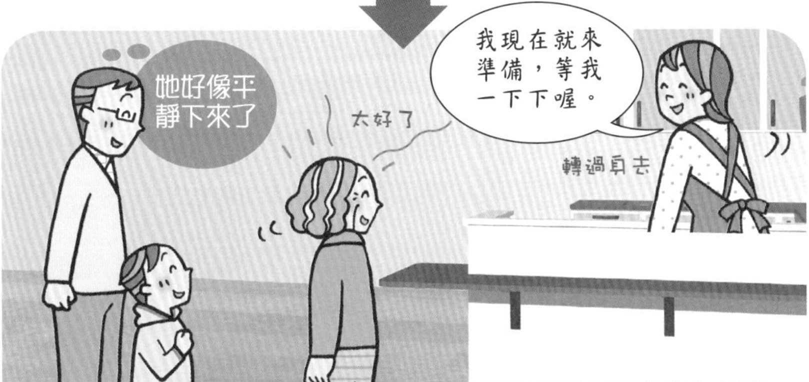
她好像平靜下來了
太好了
我現在就來準備，等我一下下喔。
轉過身去

建議

不妨對病患說「我們一起去買菜吧」，然後帶病患外出，或指著時鐘告訴病患「等這根針轉到這裡的時候，我們就來吃飯」，讓病患明白「等一下就能吃飯了」，就能讓病患感到安心。

與購買行為有關的應對法

有些失智症病患，會出現「脫序的購買行為」，例如不斷購買昂貴的東西，或大量買進根本吃不完的食材。

要改善這種脫離常理的購買行為，有時只要減少失智症病患身上的所持金額，就能達到效果，或告知店家實際情形，請求店家協助，在病患前往購買時，告訴病患「您昨天已經有買這個產品了」，或「不好意思，這個產品已經有人預訂了」，都能有效阻止病患購買。

但若失智症病患自己擁有一定程度的財產管理權，恐怕就連家人也很難阻止。為保護失智症病患的財產，不妨代替病患管理財物，或活用「成年監護制度」（參考一八二頁）（**審定注**：在台灣，有「監護宣告」及「輔助宣告」法令，並自二〇〇九年十一月起生效），解除病患已經與人簽訂的買賣契約。

近年來還有不法商人，針對失智症病患進行惡質的推銷行為，也要特別注意。這些不法商人，往往抓住病患判斷力低下的弱點，誘騙病患簽下昂貴商品的買賣契約。為避免被這種不法商人誘騙，最好利用成年監護制度，由家人幫忙管理病患的財物。

失智症病患有時還會出現順手牽羊的行為，儘管這和健康的人所犯下的竊盜行為同罪，但主要是起因於失智症病患的判斷力低下，無法分辨善惡的關係，所以萬一發生這種事，一定要立刻向店家道歉並支付商品貨款，同時向店家說明病患有失智症，以取得店家的諒解，才是正確的應對法。

⁉若病患亂收集不必要的東西

失智症病患的另一個問題行為，就是「亂收集不必要的東西」，但這也是站在家人的立場來看，覺得都是不必要的東西，對病患來說，卻是具有一定意義及價值的東西。與其說是病患亂收集東西，不如說是病患非常執著在收集東西這個行為上。

失智症病患最常收集的東西，有空紙箱、包裝紙、吃剩的零食、從垃圾堆裡撿來的衣服或毛毯、舊雜誌等，就一般人的觀點來看，都是沒有價值的東西，但或許對失智症病患來說，都是「還能使用的東西」、「丟掉會很浪費的東西」。

不過話說回來，萬一病患收集的是腐壞食物或不乾淨的東西，住在一起的家人當然會受不了，何況病患說不定會將這些東西吃下肚，所以勢必得採取必要的措施。

要處分掉失智症病患所收集的東西，最好趁病患入浴或外出等時，慢慢地少量處理，避免病患察覺。萬一被病患發現，也不必說明得太清楚，更不要騙病患說「我沒有把東西丟掉」，應該向病患道歉，告訴病患「對不起，我不小心把東西丟掉了」。

當然也不要斥責病患「收集這些垃圾回來幹什麼」，也不要在病患面前將這些東西處分掉，否則只會讓病患更不安，甚至可能變得具有攻擊性。其實病患的這種收集癖，通常都是一時性的行為，常常在不知不覺中就不再收集東西，甚至忘記自已曾經收集過東西，所以除非病患收集的是不乾淨、不衛生的東西，否則還是以寬大的心胸，看待病患的這種行為，或許才是上上策。

⁉ 若病患不斷徘徊

失智症病患漫無目的地走來走去，這種「徘徊」情形也是問題行為之一，而且如同其他問題行為一樣，病患會不斷徘徊，背後都有原因或理由。徘徊的原因之一，就是病患對場所的定向感障礙，因此有些病患明明待在家裡，卻不知道自己在家裡，還不安地說「我差不多該告辭了」，轉身出去想要回家。

有時病患會因為想回到自己最有活力的時代去，而想回到令自己懷念的地方，例如若是女性病患，就有可能說「我要回家做飯了」或「我要回娘家去」，若是男性病患，就有可能說「我要去公司上班了」。

通常發現失智症病患開始出現徘徊現象時，家人們都會強拉病患回家，甚至將病患關在家裡，不讓病患外出，但其實對失智症病患而言，只是「想回家」、「想去公司上班」而已，若強行將病患帶走，只會讓病患愈發不滿，對病患的病情毫無幫助。

有效的徘徊應對法，就是由某個家人陪同病患一起走，並在中途隨時協助病患補充水分及休息，同時注意病患的安全，避免病患跌倒、發生交通意外等情形。確保失智症病患的安全，才是首要的工作。

有時當病患表示「要去公司上班」時，只要告訴病患「可是今天是星期天喔」，或當病患表示「要回家」時，請求病患「今天就在這裡住一晚吧」，都有可能促使病患放棄外出。只要依據病患想出去的理由，找到能讓病患接受的說法，就能有效改善這種徘徊的情形。

為保護出現徘徊現象的病患安全

徘徊的原因，包含定向感障礙在內，主要有兩種。

1 不知道自己目前就在家裡，因此感到不安而想要回到自己的家，於是擅自走出去。

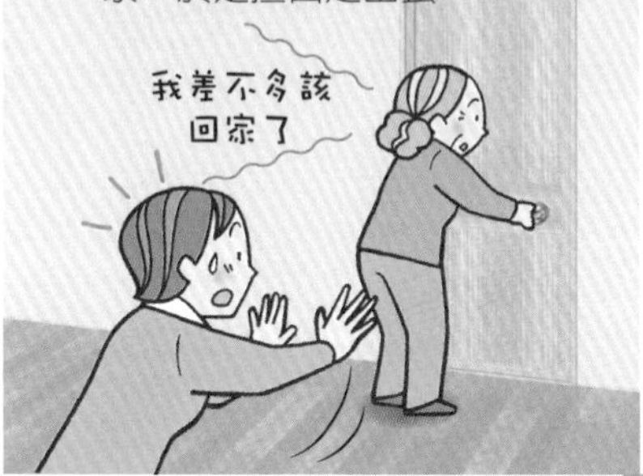
我差不多該回家了

2 因為想回到當時自己最感活力的地方去，才擅自走出去。

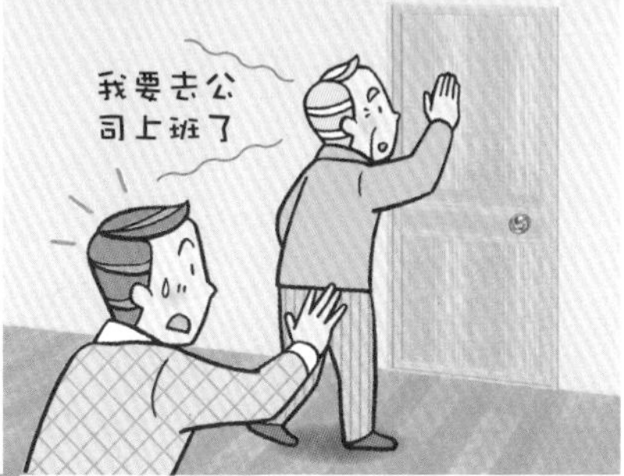
我要去公司上班了

必須假設失智症病患，有可能在家人沒有察覺的情況下走出去，為保護病患的安全，事先擬定好對策。

請附近居民給予協助

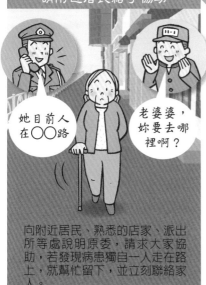

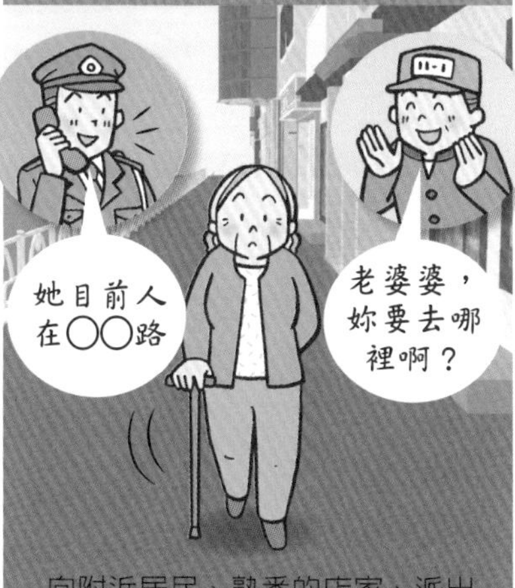
她目前人在〇〇路
老婆婆，妳要去哪裡啊？

向附近居民、熟悉的店家、派出所等處說明原委，請求大家協助，若發現病患獨自一人走在路上，就幫忙留下，並立刻聯絡家人。

縫上名牌

將寫有地址、姓名、電話號碼的名牌，縫在失智症病患的衣服上。若病患不喜歡被人當成小孩看待，就將名牌縫在衣領後面等病患雖然看不到，但其他人容易看到的地方。

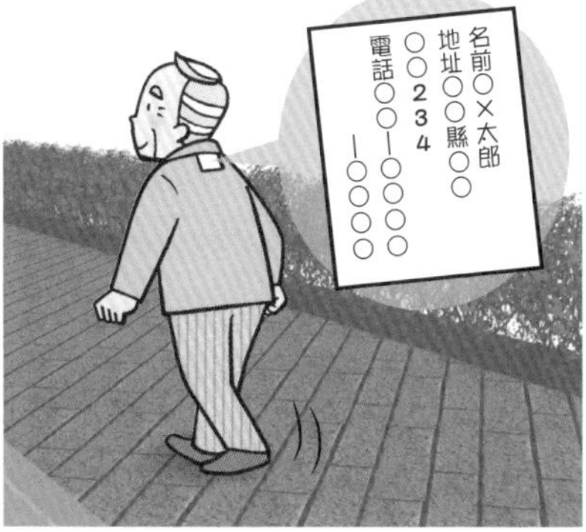
名前〇×太郎
地址〇〇縣〇〇
〇〇234
電話〇〇—〇〇〇〇—〇〇〇〇

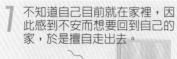

⁉️ 若病患出現妄想

對於現實中不可能存在的事物深信不疑的情形，就稱為「妄想」，而在眾多妄想情形當中，失智症病患最常見的就是「東西被偷的妄想」，只要找不到錢包、現金、戒指等首飾、日常用品等，就會認為「一定是被偷了」。

東西被偷的妄想，往往來自病患本身忘記將東西放在哪裡，但因為失智症病患沒有自覺健忘的情形，所以即使此時告訴病患「沒有人偷啦」、「你一定忘在哪裡了」，病患也無法接受。由於病患是在「找不到東西的情形下，覺得很不安」，才產生妄想，所以若看到失智症病患吵著「錢包被偷」時，應該先安慰病患「這可不得了」，對病患表示同理心，再告訴病患「我陪你一起找」，並實際陪病患找找看。

不過即使陪同病患尋找，萬一真的找到了錢包，也不能直接告訴病患，因為失智症病患很容易反過來怒斥「一定是你故意藏在那裡的吧」。此時應不露痕跡地誘導病患，讓病患自己找到錢包，只是病患可能還是不會承認自己的疏失，所以也不能指謫病患「果然是你自己忘記了」，否則會傷到病患的自尊心，只要對病患說「還好找到了」，表現自己與病患同樣開心即可。

不過話說回來，一旦被失智症病患認定是偷竊的人，病患可能就會拒絕與這個人一起尋找，此時為避免刺激病患，最好退一步，請其他家人陪同病患一起尋找。

「東西被偷的妄想」應對法

「妄想」是指對現實中不可能存在的事物深信不疑的情形，最常見的就是「東西被偷的妄想」。

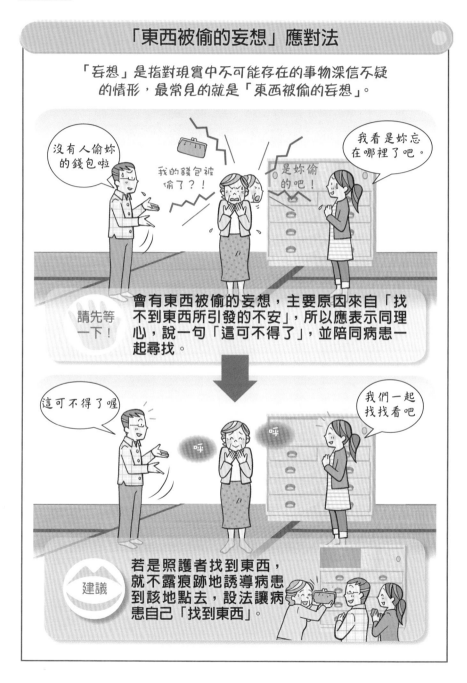

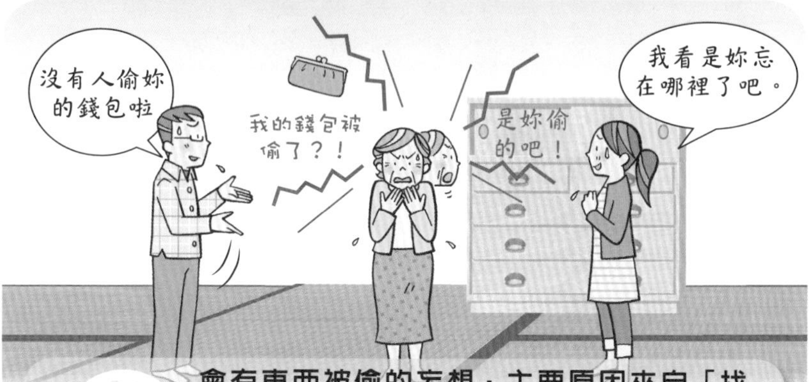
沒有人偷妳的錢包啦
我的錢包被偷了？！
是妳偷的吧！
我看是妳忘在哪裡了吧。

請先等一下！

會有東西被偷的妄想，主要原因來自「找不到東西所引發的不安」，所以應表示同理心，說一句「這可不得了」，並陪同病患一起尋找。

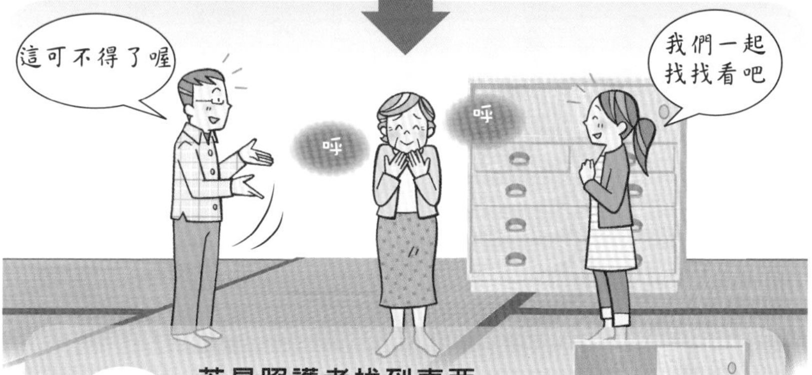
這可不得了喔
呼
呼
我們一起找找看吧

建議

若是照護者找到東西，就不露痕跡地誘導病患到該地點去，設法讓病患自己「找到東西」。

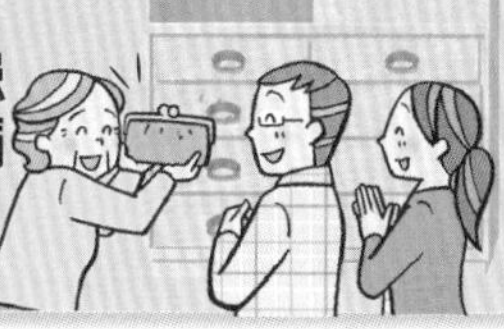

⁉️ 若病患出現幻覺

「幻覺」是失智症初期到中期裡，常見的周邊症狀之一，此時病患會看見或聽見實際上並不存在的事物，例如明明沒有別人在屋子裡，病患卻說「有陌生人進到屋子裡來了」，或明明眼前沒有任何東西，病患卻說「牆壁上有蟲」。

雖然健忘情形及認知功能的低下，都有可能引發幻覺，但真正影響較大的原因，則是來自不安及孤獨等心理因素，所以要應對病患的這種症狀，必須先理解這一點。

一般人在此時，為讓病患安心，都會對病患說「沒有人在這裡啊」、「我什麼都沒有聽到喔」，否定病患的幻覺內容，但這種回應對失智症病患來說是無效的，因為對失智症病患而言，自己明明親眼看到、親耳聽到，卻被家人否定，很容易因此覺得「家人在否定我」、「家人不相信我」，而變得更不安、更孤獨，有時還會因此造成症狀惡化。

所以此時不要單純採取否定的態度，也不要無謂的安慰，應接受病患的說法，回應病患的訴求。例如若病患說「有陌生人進到屋子裡來了」，就先在屋子裡找一遍，再告訴病患「人已經不見了，已經沒事了」；若病患說「牆壁上有蟲」，就拿東西作勢將牆壁上的蟲揮掉，就能讓病患安心。

不過這種幻覺，並非一定都是失智症所引起，有時老化等因素，造成眼睛、耳朵出現障礙時，也有可能引起錯覺，所以最好先帶去眼科或耳鼻喉科就診，確認視力或聽力是否有異常。

病患出現幻覺時的應對法

幻覺是指看到或聽到實際上並不存在的事物。

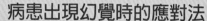

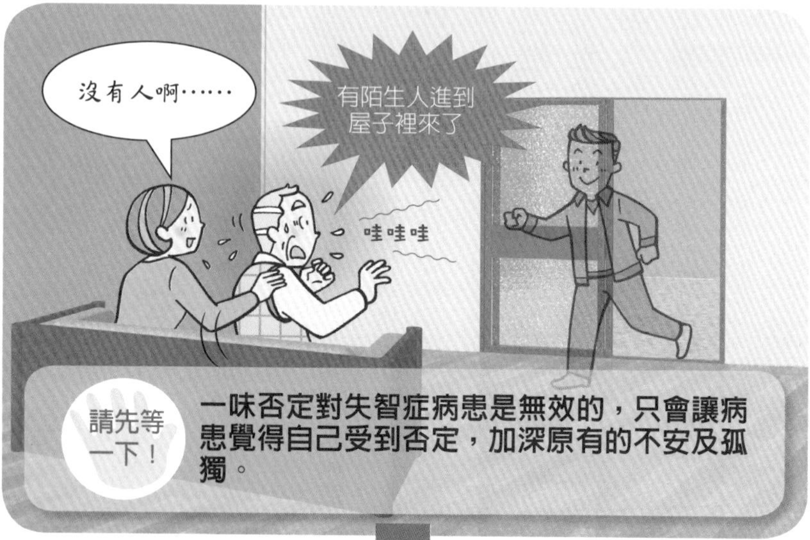
沒有人啊……
有陌生人進到
屋子裡來了
哇哇哇
請先等
一下！
一味否定對失智症病患是無效的，只會讓病患覺得自己受到否定，加深原有的不安及孤獨。

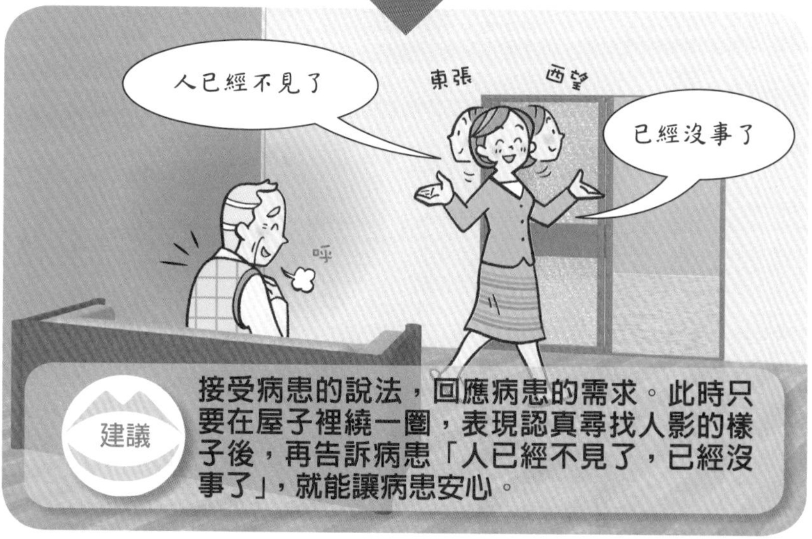
人已經不見了
東張
西望
已經沒事了
呼
建議
接受病患的說法，回應病患的需求。此時只要在屋子裡繞一圈，表現認真尋找人影的樣子後，再告訴病患「人已經不見了，已經沒事了」，就能讓病患安心。

⁉ 若病患情緒不穩定、激動

失智症病患因為判斷力低下，往往很難控制自己的情緒，因此有時會突然情緒不穩，開始大聲吵鬧，甚至哭泣，或口出惡言，變得具有攻擊性。不過這些看似莫名其妙、突如其來的行為，背後依舊存在一定的理由。

當失智症病患開始激動而吵鬧，甚至變得暴力時，應先設法聆聽病患的心聲，接受病患的情緒。有時抱抱病患的肩膀、握握病患的手……利用肢體碰觸的行為，也能讓病患心情平復下來。

等失智症病患心情平復之後，再思考病患在變得激動之前，到底發生什麼事，因為通常病患會變得激動，都是有事情不順遂，又因為不知道該如何將自己的想法表達出來，因此變得焦慮，才會導致情緒不穩。此外，有時照護者一句無心話，也有可能傷到失智症病患的自尊心，才引發問題。

若有這種情形，就提醒自己，今後不能在失智症病患面前說這句話，並盡量回應失智症病患的心情。不過照護者若過度忍耐、過度努力，同樣也不好，所以若覺得自己快撐不下去，或覺得很痛苦時，一定要尋求主治醫師的協助。

失智症病患會情緒激動，有時原因還可能來自疼痛、發癢、愛睏、便祕、肚子餓等身體上的狀況，所以平常也要多注意病患的健康管理問題，才能協助病患維持穩定的情緒。

支援照護者及被照護者的政府支援制度

可利用的政府支援制度

綜上所述，可以得知要居家照護病患，必須克服種種困難問題，尤其是照護失智症病患，平均需要6~7年，有些人甚至達到10年以上，可以說是長期間的重勞動工作。若想在如此長的期間裡持續居家照護病患，絕對需要全家人的協助，只是家人們的努力畢竟存在極限，所以若想讓照護者及被照護者都能安心地過日，就應該在更早的階段裡，好好了解如何利用政府的支援制度。

以日本為例來說，設置來支援失智症病患及其家人的政府制度，有「照護保險」及「成年監護制度」，以及「日常生活自立支援事業」等，接下來將逐一說明這些制度。（**審定注**：台灣正在研擬中的長期照護保險政策，也會將失智症列入保險範圍。）

日常生活自立支援事業是由各地鄉鎮市公所社會福祉協議會主導的事業，主要目的在提供有失智症或智能障礙等情形，導致判斷力不足的人，能在當地順利自立生活所需的必要援助。二〇〇七年之前，原為「地區福祉權利擁護事業」，後改名為「日常生活自立支援事業」，但所提供的服務內容並沒有變更，一樣可在各地的此單位裡，申請相關的福利支援、照護保險、年金和福祉津貼的領取，甚至可申請找人代替領取存款，或代替繳交醫療費、水電瓦斯等費用。詳細內容，可直接洽詢各地的社會福祉協議會。

接下來就針對甚具代表性的支援制度「照護保險」，進一步詳細說明。

⁉給付各種照護服務的「照護保險」

「照護保險」是由國家和各縣市合作，並由各地鄉鎮市公所負責營運，針對各種照護服務所需的必要費用，從40歲以上的國民所繳交的保險費及所得稅中支付的制度。

這是因為日本規定，原則上40歲以上的國民，都必須加入照護保險制度，並繳交保險費，而只要超過65歲後，有需要被照護時，在鄉鎮市公所的認定下，就能利用照護保險，接受各種必要的服務。但包含失智症及癌症等疾病末期在內的某些特定病患，只要達到40歲，不論誰都能接受這種照護保險的服務。

至於在這種照護保險制度下，實際給予照護援助（提供各種照護服務）的機構，是由各縣市指定的民間企業。當人們利用照護保險，接受必要的服務（內容請參考次頁）時，只要支付一成的費用給這些企業即可，其餘的九成費用，將由照護保險制度支付。

照護保險所提供的服務內容，包含由照護人員到失智症病患的住家去，幫忙照護病患並完成家事等工作的「到家照護（home help service）」，以及讓病患在白天裡到提供服務的機構來，接受照護人員協助入浴及吃飯等活動，甚至參加自己有興趣的活動的「來院照護（day service）」。另外還有一種「短期入院生活照護（short stay）」，可接受失智症病患短期住進機構裡，接受各種日常生活的照護。

這些機構所提供的服務，不僅能減輕家人的照護負擔，對失智症病患而言，也能增加與外界接觸的機會，接受良性的刺激。接下來就來說明，如何使用這些照護保險。

照護保險所提供的服務

照護保險所提供的服務內容很多，在此僅介紹適合失智症病患使用的服務。

到家照護 (home help service)	由照護人員到失智症病患住家去幫忙照護病患，包含協助病患吃飯、入浴、排泄，甚至幫忙完成做料理、洗衣服、打掃等家事。
來院照護 (day service)	由失智症病患在白天裡到提供服務的機構去，接受照護人員協助吃飯、入浴、排泄等活動，甚至參加自己有興趣的活動，有時還能接受功能訓練。
來院復健 (day care)	由失智症病患在白天裡到提供服務的機構去，並在物理治療師及職能治療師的指導下進行復健，接受走路訓練，以及吃飯、入浴、排泄等，自立生活所需的各種動作訓練。
短期入院生活照護 (short stay)	失智症病患可在短期間內（最多 30 天），直接住進機構裡，接受包含吃飯、入浴、排泄等各種日常生活的照護，同時接受訓練，以維持並回復身心功能。
短期入院療養照護 (醫療型 short stay)	失智症病患可在短期間內（最多 30 天），住進老人照護保健機構或照護療養型醫療機構等處，接受日常生活的照護、必要的醫療服務、功能訓練等。
出借福祉用具	可出借輪椅、特殊病床、失智症老人徘徊感應器等，各種照護所需的用具，以及功能訓練所需的用具。

要利用照護保險服務時的應注意事項

要利用前述的各種照護服務，首先必須到各鄉鎮市公所的指定窗口，或設有照護專案主任且受指定的居家照護支援企業（照護專案執行機構）等處，申請取得「需被照護的認定」。

要取得需被照護的認定，需有主治醫師的意見書，並經過調查員（鄉鎮市公所職員或由鄉鎮市公所委託的照護專案主任）訪問及訪談調查後，再由行政機關判定或認定，病患可以接受哪種程度的必要照護。

判定結果分為「能自立（對象外）」，以及「需被援助1或2」、「需被照護1～5」。若將來需要被照護的可能性很高，不過目前只需協助日常生活即可，就會被判定為「需被援助1或2」，若目前已經需要某些照護，就會依據需被照護的狀態，判定為「需被照護1～5」中的某一階段。

若被判定為需被援助，該地區的統括支援中心保健師等相關人員，就會製作照護預防計劃，若被判定為需被照護，就由居家照護支援企業的照護專案主任製作計劃，再依據計劃內容，開始提供服務。

若被判定為「能自立（對象外）」，就無法接受照護保險所提供的服務，但仍有機會申請由鄉鎮市公所獨自進行的福祉事業，接受派遣到家照護或來院照護、短期入院生活照護等服務。由於各地所提供的服務內容，會依鄉鎮市公所的規定而不同，不妨直接向當地洽詢。

至於照護認定的有效期間，原則上首次申請是6個月，但只要有任何狀態上的變化，都能隨時申請變更。

要利用照護保險服務時的流程

由病患本人或家人申請

也可以請受指定的居家照護支援企業（照護專案執行機構）、照護保險機構、地區統括支援中心等處，代理申請。

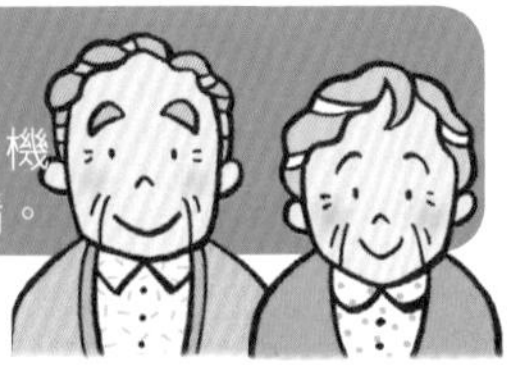

鄉鎮市公所或其派駐處窗口

訪問調查

調查員會訪問病患本人、家人等相關人員，以確認病患的身心狀態。

主治醫師的意見書

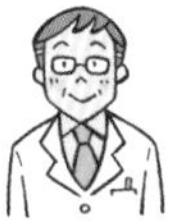

第一次判定由電腦處理

第二次判定由照護認定審查會決定

由保健、醫療、福祉等專家組成，就內容判定為需被照護（5 階段）、需被援助（2 階段）、對象外。

申請後 30 天內認定 → 對判定結果不服時 → 提交該縣的照護保險審查會決定

認定為需被援助	認定為需被照護

製作照護（預防）服務計劃（care plan）

由地區統括支援中心的保健師等相關人員，製作照護預防服務的利用計劃。	由居家照護支援企業的照護支援專業人員（照護專案主任），製作照護服務的利用計劃。

開始接受服務（病患只需負擔一成的費用）

照護預防服務	照護服務
（居家服務、一部分地區密集型服務）	（居家服務、來院或住院服務、地區密集型服務）

提供照護（預防）服務

依據照護（預防）服務計劃（care plan）內容，開始提供相關的服務。

⁉什麼是「成年監護制度」？

失智症病患由於判斷力不足，很難自行管理不動產及各種資產，「成年監護制度」就是要保護及支援，因為失智症等原因而判斷力不足的人。

只要利用這項制度，就能透過家庭裁判所選定的成年監護人，代替病患本人管理財產、受領照護保險服務的給付、申請住進照護機構等，甚至當病患與人簽下高額產品的購買契約、保證人契約等，對病患非常不利的契約時，也能由監護人代理解除契約。

近年來，許多不法商人都將目標鎖定患有失智症的老人，進行惡質的推銷行為，引發莫大的社會問題，為保護失智症病患的財產及尊嚴，一定要確實理解這項制度。

成年監護制度可分為兩種，一種是為預防將來可能罹患的失智症，在本人還很健康的時候，就自行選定監護人並提出申請的「任意監護制度」，以及在本人已經失去正常判斷力後，才決定監護人的「法定監護制度」。採用法定監護制度時，必須由家人、親族、朋友等人，選定支援者（依據病患本人的判斷力高低，設定必要的「輔助人」、「輔佐人」、「監護人」），再向家庭裁判所提出申請。基本上只有家人或親族可以提出申請，萬一不存在這些人，就由鄉鎮市公所長代理申請，並由裁判所認定適合的人，擔任監護人（或輔助人或輔佐人）。

監護人必須以病患本人的利益為最優先考量，依據必要來代替管理財產，並代替簽訂各種契約，同時負有定期向家庭裁判所報告的義務。

!? 若對居家照護感到不堪負荷時

沒有必要因為將病患送進機構裡而感到罪惡

以上的章節，雖然針對居家照護及支援居家照護的政府制度，做了一番詳盡的說明，但有時即使全家人非常同心協力，也利用了各種支援制度，但大家的負荷已到了極限，這種時候，或許可以考慮讓病患住進相關機構或醫療院所。

不論照護者多麼盡心盡力，失智症病患若併發其他疾病，或問題行為愈來愈嚴重，恐怕就不是照護者能應付得來，何況照護者本身也有可能健康不佳，或因為職場異動、離婚等種種家庭因素，讓居家照護變得愈來愈困難。

要讓病患住進機構或醫院的考量基準，會因家庭狀況而不同，但即使是因為照護到身心俱疲，或再也無法輕聲細語面對病患，而想將病患送進機構或醫院裡，也都不該受任何人的指謫。

但儘管如此，還是有許多家庭受傳統的觀念束縛，認為子女本來就該照顧父母，或者既是一家人，就應住在一起到終老，因此對要將失智症病患送進機構或醫院裡，感到莫大的罪惡。

但其實在家人已經感到極限的情況下，受家人照護的病患，真的能感到幸福嗎？看到家人都身心俱疲，甚至整個家已經因此快要瓦解，在這種情況下，病患真能過得安心嗎？

照護的工作，並非成立在犧牲一切的基礎上，讓病患住進機構或醫院，對照護者及被照護者來說，都是必要的選項。

12 百聞不如一見——送機構或醫院前先去參觀

對將病患送進機構或醫院裏足不前的原因之一，就是「無法安心將病患送到不知道能提供什麼照護服務的地方」，既然如此，所謂百聞不如一見，若對居家照護感到不堪負荷，就實際到機構或醫院去參觀看看。

到底這些地方能提供什麼樣的照護服務？是否充分顧慮病患的安全？家人是否能自由會見病患？很多時候只要親眼去確認看看，就能放下心來。

不僅如此，若已經決定要將病患送進機構或醫院裡，也找了幾個適當的候補地點時，為取得簡章所沒有刊登的資訊，仍有必要親自去參觀看看。例如簡章上就算有寫「可接受失智症病患入住」，仍有可能其實是僅限「失智症初期病患」入住，所以應親眼去確認這些附帶條件。

參觀時，不論是多麼微小的事，只要有任何疑問，都應立刻向職員詢問，才能解決未來可能發生的問題。若擔心自己可能無法理解對方所說的專業術語，不妨請求專業的照護人員等，一起陪同參觀。

一旦決定要入住的機構或醫院，今後失智症病患從家人身上所能接受的支援形態，就會與以往不同，所以定期會見病患當然很重要，但若需要為支付病患的住院費用，因此開始工作，這也是很了不起的支援方式，所以身為病患的家人，完全不必感到罪惡，反而應該牢牢記住，唯有家人們都生活得更有活力，失智症病患才能安心過日。

參觀時一定要確認這些地方！

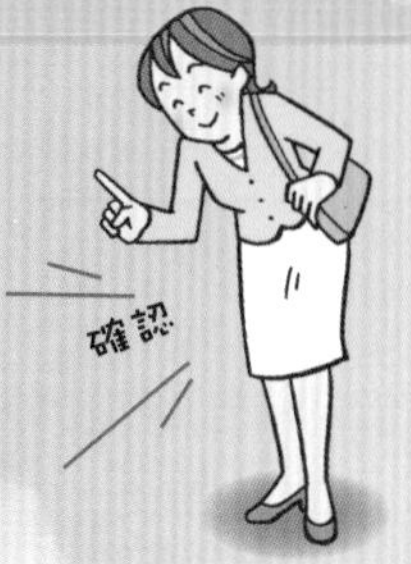

1 對安全性的考量

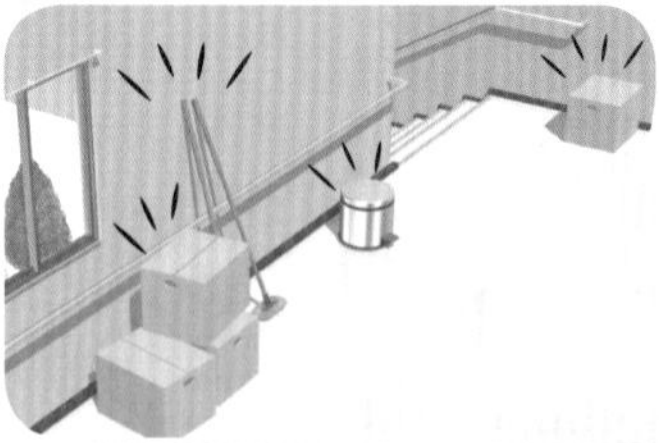

若走廊上隨意擺著障礙物或危險物、藥物等，表示對安全方面的管理，可能不夠徹底。

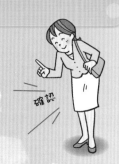

2 職員及入住老人的表情

從現場人員的笑容，可以判斷該機構或醫院的服務品質好壞。

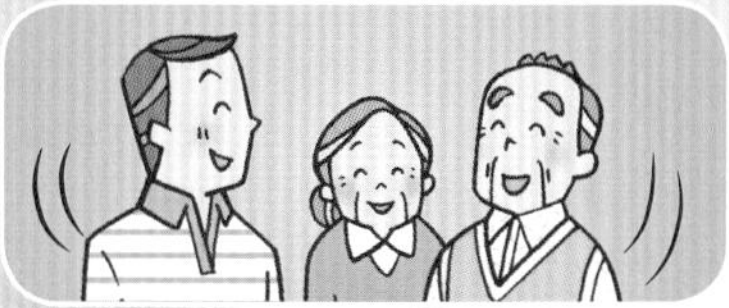

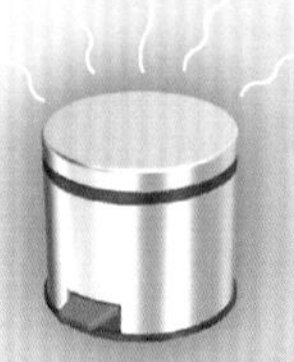

3 異味・排泄物臭味

若建築物內飄散異味或排泄物臭味，表示對病患排泄的協助或照護工作，可能不恰當。

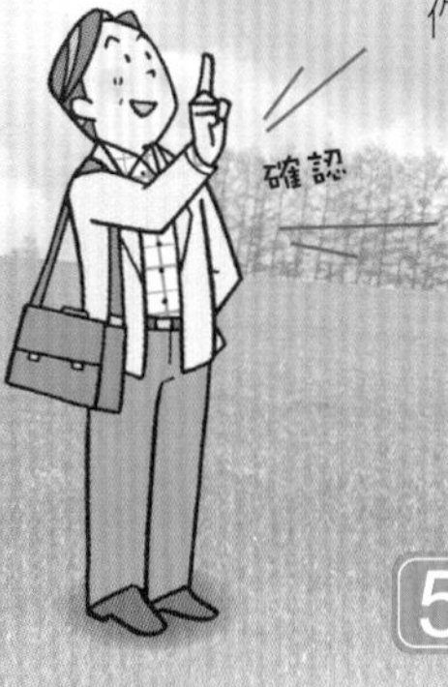

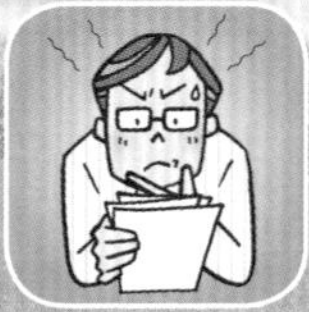

4 接受失智症病患入住的體制

若機構或醫院的職員，對接受失智症病患入住露出難色，表示照護體制可能不夠完善。

5 交通之便

若交通不方便，家人要常常探視就比較困難。

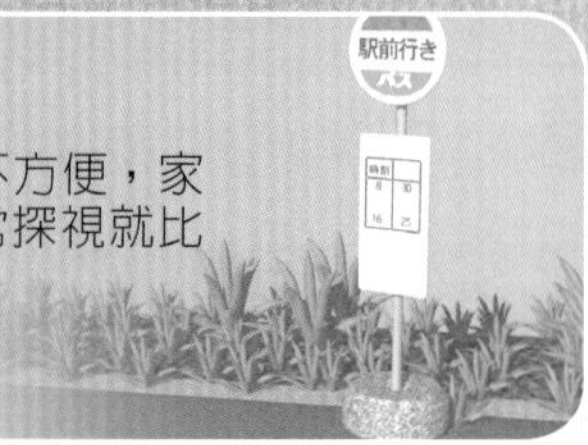

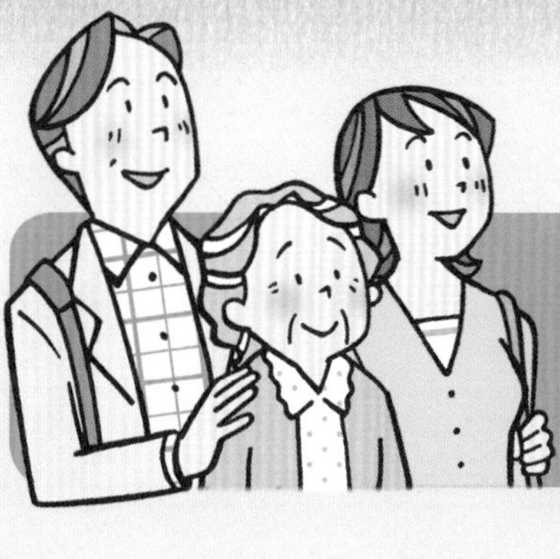

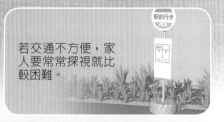

即使從居家照護變成入院照護，只要受支援的失智症病患與家人，都能活得更有活力，彼此就能過得更安心、更幸福。

参考文献

●『認知症・アルツハイマー病がよくわかる本』
遠藤英俊　編（主婦の友社）

●『認知症の知りたいことガイドブック　最新医療&やさしい介護のコツ』
長谷川和夫　著（中央法規出版）

●『よくわかる最新医学　アルツハイマー病・認知症（痴呆症）』
吉岡　充　監修（主婦の友社）

●『ほっとくるムック　認知症・アルツハイマー病 治療・ケア最前線』
（主婦の友社）

●『目からウロコ！　まちがいだらけの認知症ケア』
三好春樹　著（主婦の友社）

●『老人性痴呆疾患の治療・介護マニュアル～痴呆とその随伴症状への対応～』
社団法人日本精神科病院協会　高齢者対策・介護保険委員会　編（ワールドプランニング）

●『シリーズ認知症と向き合う1　認知症の新しい家庭介護』
NHK福祉ネットワーク　編（旬報社）

●『シリーズ認知症と向き合う2　ここまでわかった認知症』
NHK福祉ネットワーク　編（旬報社）

●『徹底図解　認知症・アルツハイマー病～いざというときあわてないための知識と生活のしかた～』
林　泰史　監修（法研）

●『そのぼけは治ります。　新しい医療によるぼけの治し方・防ぎ方』
米山公啓　著（法研）

●『徹底図解　脳梗塞～前ぶれをキャッチ・血液をサラサラにして後遺症に克つ～』
作田　学　監修（法研）

【附錄一】難懂病名・醫學用語解說

026頁

●動脈硬化

膽固醇等物質，附著在血管內壁上，導致血管壁變厚、變硬的狀態。若動脈硬化的情形持續惡化，失去彈性的血管就很容易受傷，也容易形成血栓，不但會堵塞住血管，也容易破裂而出血。

●高血壓

因為心臟收縮而將血液送出的血壓，稱為收縮壓，當心臟將血液完全送出而舒張時，所出現的血壓就稱為舒張壓。

日本高血壓協會的基準規定，收縮壓在140mmHg以上，或舒張壓在90mmHg以上時，就是高血壓。若高血壓的狀態長期持續下去，很容易併發腦梗塞、心肌梗塞、腎臟病等嚴重疾病。

●脂質異常症

血液裡脂質異常增多的狀態，有膽固醇過高、中性脂肪過高、或兩者皆過高的情形。

●糖尿病

胰臟分泌名為胰島素的荷爾蒙不足，導致血液裡糖分值（血糖值）過高的疾病。此時糖分會隨著尿液排出，若症狀惡化，就會引發末梢神經（負責傳達知覺與運動訊號的神經）病變、視網膜病變、腎病變等，全身各處的併發症。

036頁

●肺癌

發生在肺及氣管黏膜上的癌症，可依組織分為「鱗狀細胞癌」、「腺癌」、「大細胞癌」、「小細胞癌」等四種。其中鱗狀細胞癌及小細胞癌，被認為與吸菸有很深的因果關係，因此好發在中高年男性身上，會有咳嗽、生痰、胸痛、背痛、呼吸困難等症狀。

●喉癌

發生在喉頭處的癌症，可依發病部位分為「聲門上癌」、「聲門癌」、「聲門下癌」，其中日本人最常見的就是聲門癌，約占整體喉癌的7成。聲門癌從初期開始，就會出現聲音沙啞的症狀，一旦疾病惡化，就會幾乎無法出聲，甚至陷入呼吸困難。由於喉癌病患幾乎都有吸菸的習慣，因此被認為吸菸就是最大的發病原因。

●咽喉癌

發生在咽頭處的癌症，可依發病部位

分為「上咽喉癌」、「中咽喉癌」、「下咽喉癌」，且各有不同的症狀及發病原因，但中咽喉癌及下咽喉癌，被認為與吸菸、喝酒有莫大關係。

●游離脂肪酸

血液裡的一種脂質。當身體無法充分從食物裡取得熱量來源時，被囤積在脂肪細胞裡的中性脂肪，會被分解成游離脂肪酸，再透過血液輸送到全身各處，以轉換成熱量使用，但若游離脂肪酸增加過多，很容易促使動脈硬化。

●血栓

血液裡形成的血塊。

●心肌梗塞

負責將血液輸送到心臟的冠狀動脈，若被血栓堵塞，就無法將血液輸送到心肌，導致心肌壞死的狀態，就稱為心肌梗塞。

心肌梗塞時會有劇烈的胸痛情形，也會陷入呼吸困難、失去意識等狀態，嚴重時會致死。

●腦中風

腦中風是腦血管出現障礙，導致腦遭受破壞的疾病總稱。

醫學上稱為「腦血管障礙」，可大致分為腦血管破裂、出血所引起的「出血性腦中風」，以及腦血管堵塞，造成血液無法流到腦裡所引起的「缺血性腦中風」。

出血性腦中風包含腦出血及蜘蛛網膜下出血，缺血性腦中風則包含腦梗塞及短暫性腦缺血發作等。

040頁

●骨量

骨骼裡以鈣質為主成分的礦物質份量，醫學上稱為「骨鹽量」。

072頁

●腦腫瘤

腦裡長腫瘤的總稱，包含長在大腦、小腦等腦部位的腫瘤，以及長在神經上的腫瘤，甚至長在腦血管及腦膜等處的腫瘤。

腫瘤可分為良性與惡性，而良性腫瘤通常占整體腫瘤的三分之二。

但因為腫瘤會壓迫到腦組織，導致正常組織受損，因此不論腫瘤為良性還是惡性，都必須盡早接受治療。

●畢克氏症

引發失智症的大腦萎縮性疾病之一，目前還不清楚發病原因，只知道比起阿茲海默症及血管性失智症來，最大的特徵就是病患的人格變化會非常強烈，導致出現非常異常的言行舉止。好發在40～50多歲，且症狀會以月份為單位，持續惡化下去，導致有些病患在短短2～3年後死亡。

●庫賈氏病

庫賈氏病是腦萎縮成海綿狀，導致失智症症狀急速惡化的一種中樞神經系統疾病。發病原因來自感染性蛋白質「普利昂（prion）」，主要透過注射人類腦下垂體生長荷爾蒙，以及眼角膜移植等方式感染。近年來甚至還出現「牛海綿狀腦病（BSE，俗稱狂牛病）」，由牛隻感染給人類的情形，成為全世界的頭痛問題。

●AIDS腦病變

感染HIV（人類免疫缺乏病毒）末期時，所引發的腦病變。

會出現健忘、注意力低下、失去氣力、執行事務能力低下等症狀，甚至出現幻覺、妄想、憂鬱等精神功能症狀。

一旦症狀惡化，就會出現走路不穩、下肢無力等運動功能症狀，更進一步惡化時，就會出現明顯的認知功能障礙，導致病患採取異常的行為。

不過近年來由於治療的普及，AIDS腦病變的發病情形，已經有減少的趨勢。

●甲狀腺功能低下症

甲狀腺功能變差，導致甲狀腺荷爾蒙分泌低下的疾病。通常以甲狀腺出現慢性發炎情形所引起的情形居多，也就是所謂的橋本病。此時會出現臉部浮腫、眼皮發腫、聲音沙啞等全身症狀，有時還會出現氣力低下、健忘等失智症般的症狀。

●低血糖

血液裡糖量（血糖值）過低的狀態，會引發眩暈、站起來頭暈目眩、無力感、心悸等症狀。通常沒有吃飯就服用降血糖藥，尤其是糖尿病治療用藥等，藥效過強時，就會引發低血糖。

●維他命（B_1、B_{12}等）缺乏症

因缺乏維他命所引起的疾病總稱。會因為缺乏的維他命種類而有各種不同的症狀，尤其是維他命B_1、B_{12}等缺乏症，很容易引發失智症的症狀。

082頁

●帕金森氏症

因腦內神經傳導物質之一多巴胺不足所引起的疾病。通常好發在50歲左右，會有手腳顫抖、肌肉僵硬、動作遲緩（動作非常地緩慢）等症狀。若肌肉僵硬的情形持續惡化下去，臉部就會開始變得毫無表情，也會很難抬起腳來往前踏出，因此很容易跌倒，甚至在行走時，會因為身體往前傾而無法挺直的緣故，導致病患出現彷彿在小跑步似的動作。此外還有便祕、嚴重盜汗、唾液分泌過剩等症狀。

096頁

●胃・十二指腸潰瘍

胃和十二指腸的黏膜潰爛、破損的疾病。破損情形較輕時，稱為「糜爛」，若深至黏膜下層都潰爛，就稱為潰瘍。潰瘍部位出現在胃裡時，就稱為「胃潰瘍」，出現在十二指腸裡時，就稱為「十二指腸潰瘍」。潰瘍情形若惡化成重症，就有可能引發胃穿孔（胃裡出現破洞），導致胃液和食物流進腹腔內，引發「腹膜炎」。

098頁

●麩胺酸受體

麩胺酸是胺基酸的一種，也是腦內神經傳導物質之一，一旦腦內的麩胺酸過剩，就會破壞腦神經細胞。腦內的神經細胞之間，會透過受體接收神經傳導物質所傳來的資訊，再互相傳遞必要的資訊，麩胺酸受體就是負責傳遞麩胺酸這種神經傳導物質的受體，因此只要抑制麩胺酸受體的活動，就能抑制麩胺酸的活動。

100頁

●胜肽

蛋白質是由許多胺基酸結合在一起而形成的高分子化合物，胜肽則是蛋白質在被胺基酸分解的過程中，所出現的複數個胺基酸結合體，比高分子的蛋白質，更容易被消化及吸收。

●抗體

只會與某特定異物（抗原）結合的免疫球蛋白，是一種特殊蛋白質。當抗原入侵人體時，人體會為了對抗抗原而製造出抗體來，以備下次相同的抗原再度入侵時，能利用已經存在的抗體，盡速將抗原排出體外。

●腦髓膜炎

頭蓋骨由外往內，分別被硬腦膜、蜘蛛網膜、軟腦膜等3層腦膜包覆住，以做為保護，而蜘蛛網膜內側又充滿被稱為脊髓液的液體。髓膜就是由這3層腦膜組成，一旦發炎，就稱為髓膜炎，若併發腦炎情形，就稱為腦髓膜炎。

102頁

●心律不整

心臟為將血液輸送到全身，會不斷收縮及擴張，這種收縮及擴張的運動，就稱為心跳。

通常一分鐘的心跳數為60～90次，而且

會以規律的方式跳動，若這種動方式因故失去規律，導致心跳紊亂時，就稱為心律不整。

104 頁

●血小板減少症

血液裡的成分之一血小板，因故減少數量的狀態。由於血小板具有讓血液凝結的作用，一旦血小板減少，就很容易引發出血。

150 頁

●尿道括約肌

負責讓尿道收縮的肌肉，只要力量變弱，就很容易引發尿失禁。

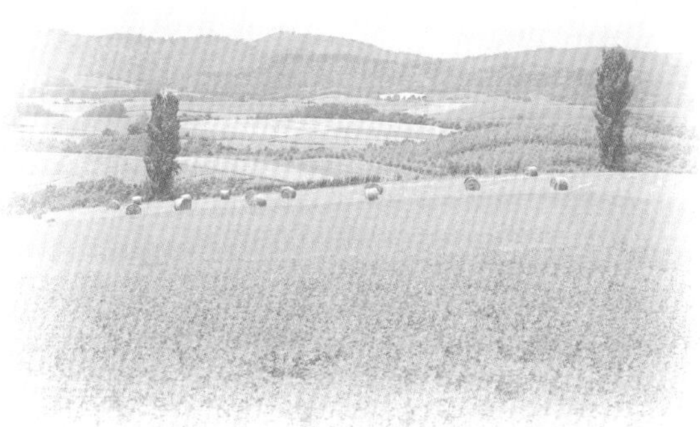

<table>
<tr><th>No.</th><th colspan="3">問題內容</th><th>分數</th></tr>
<tr><td rowspan="2">6</td><td colspan="2" rowspan="2">請將我接下來要念的數字，反過來念一遍。
(6-8-2、3-5-2-9)
（若3位數就念失敗，即停止測驗）</td><td>2-8-6</td><td>0 1</td></tr>
<tr><td>9-2-5-3</td><td>0 1</td></tr>
<tr><td>7</td><td colspan="3">請將剛剛記住的3樣東西，再說一次看看。
（答對時各算2分。若沒有回答，就給予下列提示，答對時各算1分）
a）植物 b）動物 c）交通工具</td><td>a：012
b：012
c：012</td></tr>
<tr><td>8</td><td colspan="3">接下來我會出示5樣東西，之後會將這些東西隱藏起來，請說出是哪5樣東西。（手錶、鑰匙、香菸、筆、硬幣等，必須是彼此毫無關聯的東西）</td><td>0 1 2
3 4 5</td></tr>
<tr><td rowspan="5">9</td><td rowspan="5">請盡量說出自己知道的蔬菜名稱。（將說出的蔬菜名稱寫在右欄，中途若答不出來，就等待約10秒鐘，一旦超過時間即停止測驗）
若回答出5樣以內為0分、6樣=1分、7樣=2分、8樣=3分、9樣=4分、10樣=5分</td><td></td><td></td><td rowspan="5">0 1 2
3 4 5</td></tr>
<tr><td></td><td></td></tr>
<tr><td></td><td></td></tr>
<tr><td></td><td></td></tr>
<tr><td></td><td></td></tr>
</table>

合計分數

滿分：30 分界點：20/21 （20以下就有可能是失智症）

為評量失智症的程度，日本最常採用的就是「改訂版長谷川式簡易智能量表」。如其名般，這種檢查方式比較簡單，而且最大特徵就是能將病患的短期記憶、場所、時間等感覺（定向感），化成分數計算，也不容易受提問者的熟練與否影響，都能得出一定的結果，所需的測驗時間也比較短。滿分為30分，若不到20分，就會被判定為可能有失智症。由於採用非常基本的問答方式提問，即使是有溝通困難的人，也能進行這項檢查。

改訂版長谷川式簡易智能量表

No.	問題內容		分數
1	請問您現在幾歲？（2歲以內的誤差都算答對）		01
2	請問今天是幾年幾月幾日？星期幾？ （年、月、日、星期答對時各爲1分）	年	01
		月	01
		日	01
		星期	01
3	請問您現在人在哪裡？ （答對時算2分。若5秒鐘內沒有回答，就提示：是在家嗎？還是在醫院裡？還是在機構裡？此時答對算1分）		012
4	接下來我會說出3樣東西，等我說完後，請跟著說一遍，然後把這3樣東西記起來，等一下我會再問一次。 （有下列2組答案，請將採用的那一組◯起來，以做記號。 1：a）櫻花　b）貓　c）電車 2：a）梅花　b）狗　c）汽車）		01
			01
			01
5	請從100依序減掉7。 （採用「100−7等於多少？再減掉7等於多少？」的方式提問。若一開始就答錯，即停止測驗）	(93)	01
		(86)	01

【附錄三】

台灣失智症相關社會福利與社區照顧資源

申請資格、申請方式及相關注意事項，可參考《失智症照護指南〈暢銷增訂版〉》一書（原水文化出版），或逕向戶籍所在地之主管機關洽詢辦理。

一、社會福利

1. 身心障礙手冊
2. 身心障礙收容補助費
3. 中低收入戶老人生活津貼
4. 敬老福利津貼
5. 中低收入老人重病住院看護補助
6. 改善老人住宅設施設備補助
7. 老人福利（一般戶）
8. 老年農民福利津貼
9. 榮民院外就養金
10. 重大傷病卡
11. 指紋捺印
12. 防走失手鍊（愛心手鍊）

二、社區照護資源

1. 喘息服務
2. 居家服務
3. 外籍監護工申請

三、財務安全

1. 監護宣告
2. 輔助宣告

機構名稱	網址/電話
協會／基金會	
台灣失智症協會	http://www.tada2002.org.tw (02)2598-8580 失智症關懷專線 0800-474-580 （失智時，我幫您）
台灣健忘天使關懷協會	(03)319-6200#2199
中華民國失智者照顧協會	http://www.cdca.org.tw (04)2302-7108
台南市熱蘭遮失智症協會	http://zda.org.tw (06)208-3001
高雄市失智症協會	(07)801-2557
屏東縣失智症服務協會	(08)734-1495
天主教康泰醫療教育基金會	http://www.kungtai.org.tw (02)2365-7780#14
天主教失智老人社會福利基金會	http://www.cfad.org.tw (02)2332-0992
中華民國家庭照顧者關懷總會	http://www.familycare.org.tw 0800-507-272
中華民國身心障礙聯盟	http://www.enable.org.tw (02)2511-0836
中華民國老人福利推動聯盟	http://www.oldpeople.org.tw (02)2592-7999
失蹤老人協尋中心	http://www.missingoldman.org.tw (02)2597-1700

機構名稱	網址/電話
專業學會	
台灣臨床失智症學會	http://tds.org.tw 0963-738-930
台灣老年精神醫學會	http://www.tsgp.org.tw
台灣神經學學會	http://www.neuro.org.tw (02)2362-7626
台灣精神醫學會	http://www.sop.org.tw (02)2567-8266
台灣長期照護專業學會	http://www.ltcpa.org.tw (02)2556-5850
台灣職能治療學會	http://www.ot.org.tw (02)2382-0103
中華民國醫務社會工作協會	http://www.mswa.org.tw (02)2765-7068
台灣社會工作專業人員協會	http://www.tasw.org.tw (02)2371-1714
台灣心理學會	http://www.tpa-tw.org (02)3366-3959
台灣臨床心理學會	http://taclip.org.tw (07)322-1921
台灣護理學會	http://www.twna.org.tw (02)2755-2291
中華民國精神衛生護理學會	http://www.psynurse.org.tw (02)2599-4259

機構名稱	網址/電話
政府相關網站	
衛生福利部社會及家庭署	http://www.sfaa.gov.tw (02)2653-1776
輔具資源入口網站	http://newrepat.sfaa.gov.tw (02)2874-3415 (02)2874-3416
衛生福利部國民健康署	http://hpa.gov.tw (02)2522-0888
衛福部長照專區	http://1966.gov.tw 長照服務專線 1966

＊最新失智症資源請至網站 www.tada2002.org.tw 查詢，或撥專線 0800-474-580 洽詢。

【後　記】

讓老人保有尊嚴且活得安心

這幾年來對失智症的研究，已經非常進步，以往始終被認為沒有藥可以有效治療，但自從愛憶欣問世後，專家們就陸陸續續研發出治療用藥來。

而且在這段期間裡，還將「老人癡呆」一詞，改名為「失智症」，相信有助一般大眾，開始對這種疾病多少改觀了一些。

由於照護方式及應對方式，都會大大影響失智症的症狀，所以人們的這種觀念變化，就顯得非常重要又具有意義，也能揮去以往對失智症的封閉印象，明白失智症與我們有切身的關係，再也不是他人的事。只要有愈來愈多人明白，失智症是有可能發生在自己身上的疾病，相信今後對失智症的預防及治療，將會有更大的進步。

不過另一方面，為讓老人保有尊嚴且活得安心，並對生命感到價值，必須盡快架構起地區性的支援系統，以持續提供包含預防及醫療、照護等在內的支援服務。

尤其是預防工作，近年來各自治團體等處，都開始實施由『東京都健康長壽醫療中心（東京都老人總合研究所）』所研發的「失智症預防計劃」。這項計劃內容，包含健行、旅行、做料理、打電腦等活動在內，目的是要藉由團體進行這些活動的方式，來鍛鍊運動功能及認知功能，以預防失智症，而目前許多地區的居民們，在這項計劃內容結束後，依舊持續自主性地進行各種活動，努力在自己的地區裡，推行失智症的預防對策。

對今後必須面對的超高齡化時代來說，要有效預防失智症，已經不能單靠醫療領域的努力，若想有效預防失智症，就必須提高各地區裡的每一位居民，對失智症這種疾病的認識，加強對失智症的理解。

為協助患有失智症的家人，也為預防自己將來可能罹患失智症，一定要先加強個人的知識及理解，這也是本書最大的願望，衷心期望本書能對大家有所助益。

地方獨立行政法人
東京都健康長壽醫療中心研究所
自立促進及照護預防研究小組　組長
粟田主一

Dr.Me 健康系列 124X

全彩圖解 スーパー図解
認知症・アルツハイマー病

失智症保健事典——預防、診治新知&照護正確知識｜修訂版｜

監　　修／井藤英喜・粟田主一
譯　　者／蕭雲菁
責任編輯／梁瀞文
選　　書／梁瀞文

行銷經理／王維君
業務經理／羅越華
總 編 輯／林小鈴
發 行 人／何飛鵬
出　　版／原水文化
台北市民生東路二段 141 號 8 樓
電話：（02）2500-7008　傳真：（02）2502-7676
網址：http://citeh2o.pixnet.net/blog　E-mail：H2O@cite.com.tw
發　　行／英屬蓋曼群島商家庭傳媒股份有限公司城邦分公司
台北市中山區民生東路二段 141 號 2 樓
書虫客服服務專線：02-25007718；02-25007719
24 小時傳真專線：02-25001990；02-25001991
服務時間：週一至週五上午 09:30-12:00；下午 13:30-17:00
讀者服務信箱 E-mail：service@readingclub.com.tw
郵撥帳號／ 19863813 戶名：書虫股份有限公司
香港發行／城邦（香港）出版集團有限公司
香港灣仔駱克道 193 號東超商業中心 1 樓
電話：852-2508-6231　傳真：852-2578-9337　電郵：hkcite@biznetvigator.com
馬新發行／城邦（馬新）出版集團
41, Jalan Radin Anum, Bandar Baru Sri Petaling,
57000 Kuala Lumpur, Malaysia.
電話：603-9057-8822　傳真：603-9057-6622　電郵：cite@cite.com.my

城邦讀書花園
www.cite.com.tw

封面設計／鄭子瑀
美術設計／周淑惠
製版印刷／卡樂彩色製版印刷有限公司
初版一刷／ 2012 年 9 月 13 日
修訂一版／ 2020 年 7 月 23 日
定　　價／ 380 元

ISBN: 978-986-6379-85-7
EAN:4717702104405

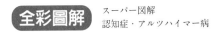

國家圖書館出版品預行編目資料

(全彩圖解)失智症保健事典：預防、診治、照護新知 / 井藤英喜，粟田主一監修；蕭雲菁譯. -- 初版. -- 臺北市：原水文化出版：家庭傳媒城邦分公司發行，2012.09

面；　公分. -- (Dr.Me 健康系列；124)

譯自：スーパー図解認知症．アルツハイマー病

ISBN 978-986-6379-85-7(平裝)

1. 失智症 2. 阿茲海默氏症 3. 健康照護

415.934　　101017260